JN202213

3.11 Identity

身元確認作業に従事した歯科医師の声を未来へ

JUMP
Japanese Unidentified and
Missing Persons Response Team

ブックウェイ

執筆者プロフィール

斉藤久子 (さいとう ひさこ)
　千葉大学大学院医学研究院法医学教室 准教授. 医学博士.
　1968年生まれ. 鹿児島大学歯学部卒業.

咲間彩香 (さくま あやか)
　千葉大学大学院医学研究院法医学教室 特任助教. 医学博士.
　1982年生まれ. 日本大学歯学部卒業.

勝村聖子 (かつむら せいこ)
　鶴見大学歯学部法医歯学教室 講師. 医学博士.
　1975年生まれ. 鶴見大学歯学部卒業.

熊谷章子 (くまがい あきこ)
　岩手医科大学歯学部口腔顎顔面再建学講座 特任講師. 医学博士.
　1969年生まれ. 岩手医科大学歯学部卒業.

岡久美子 (おか くみこ)
　旭川医科大学歯科口腔外科学講座 助教. 医学博士.
　1983年生まれ. 北海道医療大学歯学部卒業.

岡　広子 (おか ひろこ)
　広島大学大学院国際歯科医学連携開発学 特任講師. 歯学博士.
　1978年生まれ. 広島大学歯学部卒業.

大林由美子 (おおばやし ゆみこ)
　香川大学医学部歯科口腔外科 准教授.
　1957年生まれ. 立命館大学経済学部, 松本歯科大学卒業.

佐藤真奈美 (さとう まなみ)
　佐藤歯科医院 院長. 宮城県歯科医師会 広報担当常務理事.
　1959年生まれ. 日本歯科大学新潟生命歯学部卒業.

小菅栄子 (こすげ えいこ)
　篠原歯科医院 院長. 群馬県検視警察医. 歯学博士.
　1971年生まれ. 神奈川歯科大学歯学部卒業.

はじめに

　2011（平成 23）年 3 月 11 日の東日本大震災から 5 年が過ぎました。長いようで短く、短いようで長かった気がしますが、皆様にとってはどのような 5 年間でしたでしょうか？　5 年前の恐怖や不安などは、皆様の記憶から少しずつ薄れているのではないでしょうか。私たち歯科医師も、実際に遺体安置所で身元確認のための作業を行いましたが、少しずついろいろなことが確実に記憶から消えています。

　東日本大震災では、延べ約 3,000 名の歯科医師が被災地の遺体安置所で身元確認のための作業を行いました。そして、歯科医師による「歯科所見を用いた個人識別」は社会から大きく評価されました。しかし、同時に「歯科所見を用いた個人識別」における多くの反省点や日本における身元確認システムの問題点も浮き彫りになったことをご存知でしょうか。「歯科所見が身元確認に役立つ」ということが社会的に認知されるきっかけとなった日航機墜落事故でも、当時数々の問題点が指摘されました。

　東日本大震災の身元確認作業では、過去の大きな事故や災害の反省点はどれだけ活かされていたのでしょうか？

　本ブックレットでは、日航機墜落事故、阪神・淡路大震災そして東日本大震災の死因や年代別死者数などを比較し、歯科所見による身元確認作業の問題点を再検証しました。そして、これまで何十年も語られることのなかった、当時検死を行った歯科医師たちの心の声をまとめました。また、私たち自身も、5 年前の東日本大震災における身元確認作業を経験して感じたこと、悲しかったこと、悔しかったことなど、素直にそれぞれの想いを皆様に伝えることにしました。

　もし明日、死者 13,000 人 と推定される首都直下型地震や、死者 33 万人と想定される南海トラフ地震が起きてしまったら。もし 2020 年の東京オリンピック・パラリンピックで大規模テロが発生してしまったら。

　尊い命が奪われるだけでなく、数えきれないほどの「誰だかわからない」身元不明のご遺体がでてしまう可能性が、いまこの瞬間にもあるのです。災害時でなくても 2 万体という身元不明者を抱えている日本に、多数の身元不明遺体に対応することのできる体制が整っているといえるのでしょうか。

　私たち JUMP は、そんな日本の身元確認体制に危機感を持ち、ひとりでも多くの身元不明者の身元を特定し、行方不明者を減らすという目的のために立ち上がりました。

　本ブックレットを通じて歯科医師たちの想いに共感してくださった方、私たち JUMP と一緒に災害大国である日本が身元不明遺体ゼロになる社会を目指しませんか？

　それが、今すぐでなくても、十年後、数十年後であっても。

斉藤久子
JUMP を代表して

Contents

3.11 Identity　身元確認作業に従事した歯科医師の声を未来へ

はじめに……………………………………………………………… *2*

第1章　JUMP 結成 ………………………………………… *7*
Japanese Unidentified and Missing Persons Response Team
日本身元不明・行方不明者対策チーム

第2章　個人識別（身元確認）の方法 ……………………… *19*
1．個人識別の三大手段とは　　　　　　　　　　　　*19*
2．歯科所見が身元確認に役立つ理由　　　　　　　　*20*
3．ご遺体の発見から検視、検案までの流れ　　　　　*22*
4．ご遺体が身元不明であった場合　　　　　　　　　*25*

第3章　遺体安置所で身元確認作業に従事した歯科医師の声 … *37*
1．日航機墜落事故　　　　　　　　　　　　　　　　*39*
2．阪神・淡路大震災　　　　　　　　　　　　　　　*54*
3．東日本大震災　　　　　　　　　　　　　　　　　*62*

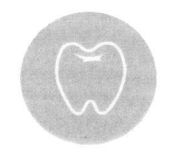

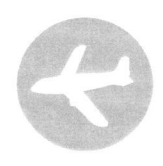

第4章　日航機墜落事故、阪神・淡路大震災、東日本大震災におけ
　　　　る身元確認の再検証 ……………………………………… *102*

　1．死因　*102*
　2．ご遺体の状況に応じた情報収集　*105*
　3．年代別死者数　*114*
　4．日航機墜落事故の外国人死者への対応　*117*
　5．デンタルチャートの用語、書式および記載方法　*124*
　6．生前歯科資料の入手とデータベース化　*128*
　7．心理的ケア　*129*
　8．災害コーディネーター　*131*
　9．日本の現状　*131*

第5章　Identity の復活 ……………………………………… *134*

　1．過去の経験から何を学ぶか　*134*
　2．JUMP の今後の展望　*136*

おわりに………………………………………………………… *140*

参考文献………………………………………………………… *146*

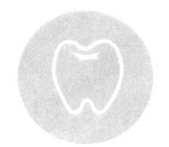

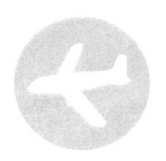

はじめに
第1章
第2章
第3章
第4章
第5章
おわりに
参考文献

JUMP結成

Japanese Unidentified and Missing Persons Response Team
日本身元不明・行方不明者対策チーム

　2014（平成26）年3月19日の第186回国会法務委員会で、民主党の郡和子議員が日本の身元究明について質問されました。日本の身元不明死体数は、2013（平成25）年中は1,014件で、同年末現在の累積件数は20,629件とのことです[1]。アメリカの身元不明死体数は、FBI[2]の報告では、2013年中は866件とされています。また、アメリカのNamUs[3]のホームページには共同墓地と死体安置所に4万人以上の身元不明死体が保管されていると記載されています。日本の人口は約1億3千万人、アメリカの人口が約3億1千万人であり、人口の割合で考えると、身元不明死体数は年間件数においても累積件数においてもアメリカを上回っていることになります。

　さらに、文部科学省の学校基本調査によると「1年以上所在が分からない学齢期の子供（7〜14歳）が2014（平成26）年5月の時点で397人に上る」という、驚くべき報告があります[4]。これでも、日本は先進国といえるのでしょうか。

＊1　郡和子議員の質問が掲載されたHP：http://www.shugiin.go.jp/internet/itdb_kaigiroku.nsf/html/kaigiroku/000418620140319005.htm

＊2　FBI：Federal Bureau of Investigationの略称。アメリカの連邦捜査局のことで、司法省に属し連邦法違反に対する捜査や公安情報の収集などを行う。

＊3　NamUs：National Missing and Unidentified Persons Systemの略称。指紋、歯科所見およびDNA型を用いた、アメリカ全土を縦断する行方不明者および身元不明死体の照合システムのことであり、平時における身元判明率の向上を国全体で目指している。HP: http://www.namus.gov

＊4　産経ニュース　2014（平成26）年8月7日　「1年以上所在不明の小中学生、397人 文科省の学校基本調査で判明」という記事が掲載されたHP：http://www.sankei.com/life/news/140807/lif1408070024-n1.html

日本は世界有数の自然災害大国です（図1）。最近では、2014年8月の広島県の局地的な短時間の豪雨により死者76名、同年9月の御嶽山の噴火災害により死者58名の犠牲者を出しています。

図1：1945（昭和20）年から2011（平成23）年における自然災害による死者および行方不明者数

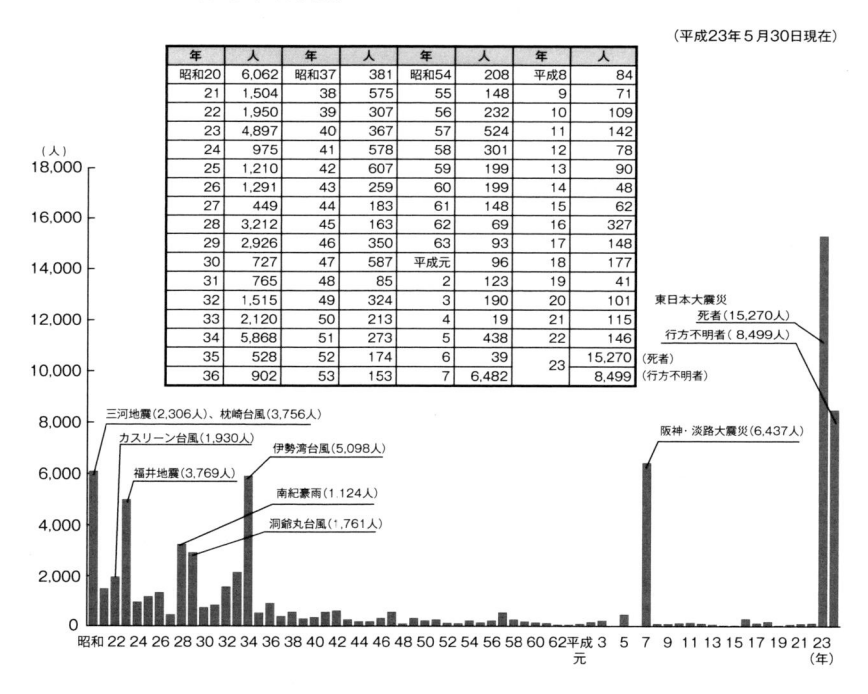

（平成23年5月30日現在）

年	人	年	人	年	人	年	人
昭和20	6,062	昭和37	381	昭和54	208	平成8	84
21	1,504	38	575	55	148	9	71
22	1,950	39	307	56	232	10	109
23	4,897	40	367	57	524	11	142
24	975	41	578	58	301	12	78
25	1,210	42	607	59	199	13	90
26	1,291	43	259	60	199	14	48
27	449	44	183	61	148	15	62
28	3,212	45	163	62	69	16	327
29	2,926	46	350	63	93	17	148
30	727	47	587	平成元	96	18	177
31	765	48	85	2	123	19	41
32	1,515	49	324	3	190	20	101
33	2,120	50	213	4	19	21	115
34	5,868	51	273	5	438	22	146
35	528	52	174	6	39	23	15,270 (死者)
36	902	53	153	7	6,482		8,499 (行方不明者)

東日本大震災
死者（15,270人）
行方不明者（8,499人）

三河地震（2,306人）、枕崎台風（3,756人）
カスリーン台風（1,930人）
福井地震（3,769人）
伊勢湾台風（5,098人）
南紀豪雨（1,124人）
洞爺丸台風（1,761人）
阪神・淡路大震災（6,437人）

資料：昭和20年は主な災害による死者・行方不明者（理科年表による）。昭和21〜27年は日本気象災害年報。昭和28年〜37年は警察庁資料、昭和38年以降は消防庁資料による。
（注）　平成7年の死者のうち、阪神・淡路大震災の死者については、いわゆる関連死919名を含む（兵庫県資料）。
平成22年の死者・行方不明者は速報値。
平成23年の死者・行方不明者については、東北地方太平洋沖地震のみ（緊急災害対策本部資料）。

出典：内閣府（2011）平成23年版防災白書　図1-1-10　p21

2015（平成27）年11月、フランスで起きたパリ同時多発テロ事件では、死者130名が犠牲となりました。現在の世界情勢を考えると、日本でも大規模なテロが発生する可能性が全くないとはいえません。

平時から多数の身元不明者を抱えている日本は、これらの事態に対応することができるのでしょうか。

　2015(平成27)年10月、平時及び有事において一人でも多くの身元不明者の身元を特定し、行方不明者を減らすという目的のために、実際に遺体安置所で身元確認作業を行った女性歯科医師9名により、「JUMP (Japanese Unidentified and Missing Persons Response Team：日本身元不明・行方不明者対策チーム)」というチームを結成しました。

　JUMPは、将来予測される自然災害、事故やテロのような緊急事態を想定し、さまざまな状況のご遺体や多数遺体に対応して身元確認作業を行えるように、あらゆる視点に立った災害訓練を行っていきたいと考えています。さらに、過去の災害の教訓や海外のシステムを学び、日本における身元確認体制をどのように改善すべきかを模索し、身元不明遺体を一人でも減らすための活動をしていく予定です。

▶ JUMP始動！

　JUMPは、2016(平成28)年1月10日、東京大学法医学教室にて第1回ミーティング・研修会を行いました。

　今回の研修会では、岩手医科大学法医学講座の出羽厚二教授および千葉大学医学部法医学教室兼東京大学医学部法医学教室の岩瀬博太郎教授にアドバイザーとしてご出席いただき、災害机上シミュレーションを行いました。

　これまでの歯科医師の災害訓練では、実際に体を動かして口腔内の所見を取る実働型訓練が重要視されてきました。組織的な対応という大きな視点の訓練は行われて来ませんでした。このため大規模な災害での組織的な対応の欠落が指摘されていました。一方、最近の災害医学・救急医療の分野では様々な研修コースが開催されています。特に広域な災害に対する対応としては机上シミュレーション(もしくは図上

シミュレーション）という訓練が必要です。実際に大人数を長期間拘束する実働型訓練は不可能なので、机上シミュレーション訓練を繰り返して有事に備えるのです。

　今回は、「各レベルの組織の代表となり、歯科医師の派遣体制を組むこと及び精神的ストレスを疑似体験する」という目的で訓練を行いました。これにより、頭の中で考えていただけでは分からない種々の問題点が洗い出されてきます。訓練では進行管理者（コントローラー）から仮定の災害が提示されると、訓練参加者（プレイヤー）に次々と解決すべき問題（タスク）が与えられます。それに対してプレイヤーは、役割に応じて対応を考えたり、他の組織と連絡をとったりします。今回は以下のようなテロ災害を想定し、9枚のタスクカードを用意しました。中には自分ひとりでは解決できないような難しい問題も含まれています。

■ ■ ■ **想定された爆破テロ災害の内容** ■ ■ ■

平成28年1月10日　午後2：11

7万人が収容可能なJUMPスタジアムでサッカーの日本代表－フランス代表の親善試合が行われていたところ、試合中、空からドローン5機が侵入してきた。
ドローンには爆発物が積まれており、客席に落下したドローンがそれぞれ爆発し、炎上。
映像はテレビ中継を通じて全国に流れていた。
生存者のみ脱出、負傷者は病院に搬送。
化学兵器の使用も疑われたため、現場は警戒態勢が敷かれ、死者を会場に放置した状態で一時場内は進入禁止になった。

● ● ● **用意されたタスクカード** ● ● ●

1. 映像から何がわかりますか？　どのようなことが起こっていますか？

2. まず何をしますか？

3. 誰が行きますか？　各組織から何人ずつ出しますか？　何日間出しますか？

4. 翌日（1月11日午前5：00）　警戒態勢が解かれ、遺体の回収開始と同時に警察庁から検案要請

5. 何を持っていきますか？

6. 装備はどのように運びますか？

7. 準備チーム（第1陣）出動

8. 準備チーム（第1陣）活動開始

9. 第2陣以降の出動

　組織としては、日本法医学会、現地の歯科大学、現地の歯科医師会の3つを想定し、各組織で災害対策本部を設置しました。そして、災害対策本部長、身元確認部統括者、身元確認コーディネーターの役割に従い行動します。プレイヤーには行動のヒントとなるようにアクションカードを渡しています。アクションカードとは、緊急時において立場に応じて行動を促せるように、やるべき事柄が簡単な言葉で箇条書きにされているカードのことです。緊急時のマニュアルを補完する役割を持ちます。

日本法医学会、現地の歯科大学、現地の歯科医師会のそれぞれに対してブースを設定した訓練会場

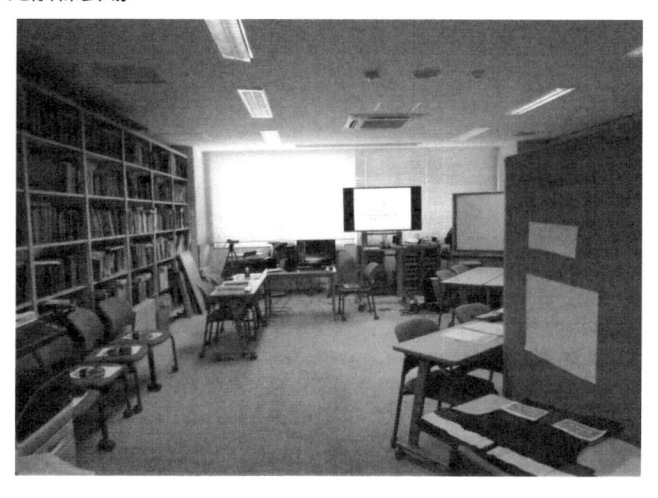

日本法医学会大規模災害対応計画（2013（平成25）年4月）
宮崎市郡歯科医師会大規模災害対策マニュアル（2015（平成27）年6月）
身元確認コーディネーターのアクションカード

プレイヤーはこれらに従って行動していきます。宮崎市郡歯科医師会のマニュアルとアクションカードは完成度が高いので参考にさせて頂きました。

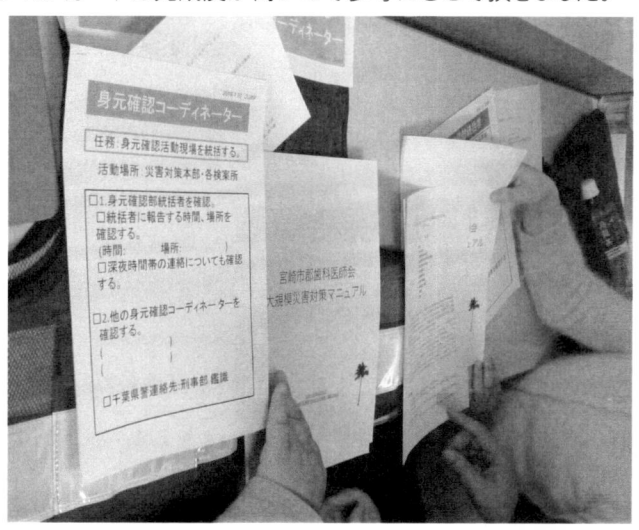

現地の歯科大学に設置された災害対策本部

歯科大学に在籍する歯科医師で役職が「教授」あるいは「講師」という設定のプレイヤーは、その役割と行動を考えて、ホワイトシートに時系列で書き込んでいきます。このシートを見ただけで「今までに何がどの順番で起こり、何が問題なのか」を把握することができ、記録としても残るので検証も容易になります。

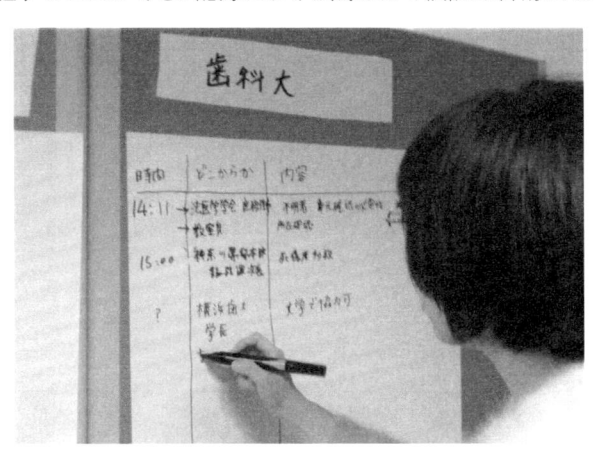

現地の歯科医師会に設置された災害対策本部

県歯科医師会の「会長」あるいは「警察歯科担当専務理事」という設定のプレイヤーは、外部の組織と連絡をとりながら派遣体制を考えて、ホワイトシートに書き込んでいます。

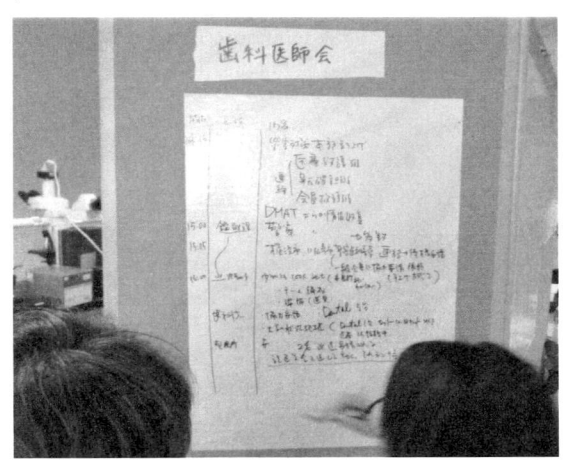

日本法医学会に設置された災害対策本部

時々、隠れタスクカードが渡されて、その対応を即座に考えます。ちょっと意地悪な内容にコントローラーが憎くなってしまいます。しかしカードは、実際にあった内容を少し変更したものが記載されているので現実にも起こりえることが書かれているのです。プレイヤーは災害時のストレスを疑似体験することになります。

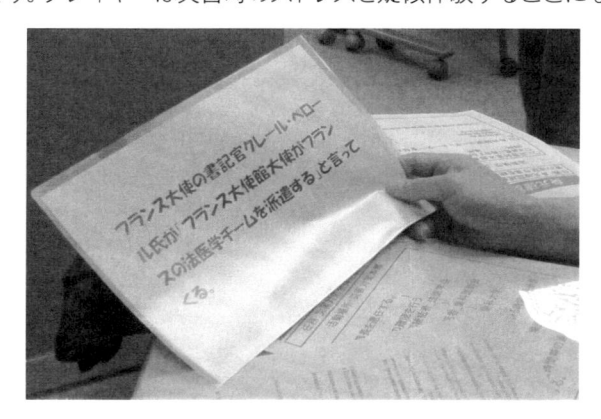

遺体安置所の現地対策本部

ここから、想定は現地に移動したことになります。机上訓練では時間軸が歪んでいるので、次の場面に移りました。第1陣の準備チームは、遺体安置所に到着し内部の設営をすることになります。実際には警察や市町村の仕事ですが、コーディネーターとしては持っていないといけない資質です。

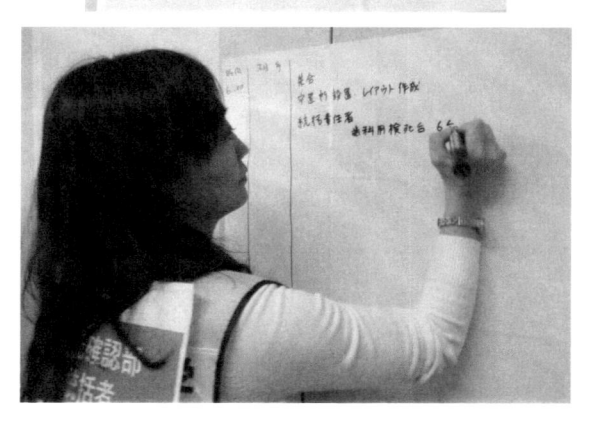

遺体安置所の設定やレイアウトの訓練

ボードに設置された遺体安置所の模式図に、安置所内の設定やレイアウトを考えて、マグネットで代用した人員やレントゲン防護板など機材の配置を行っていきます。作業しやすい動線と役割分担を行わないと、後々の作業に影響することになります。

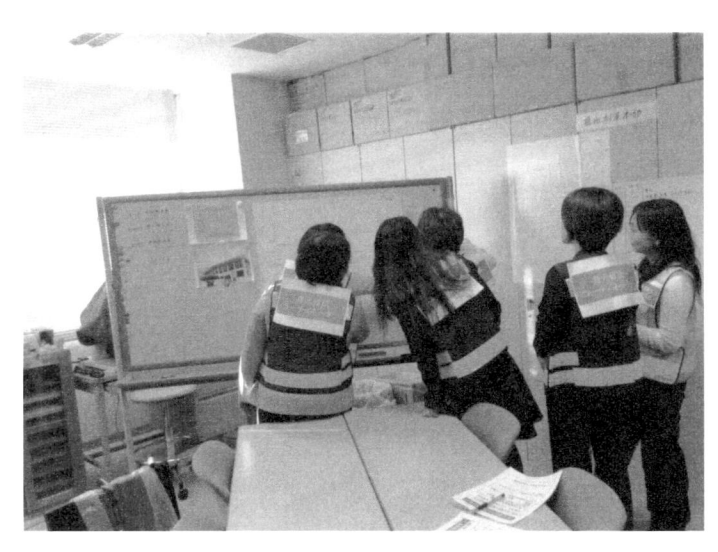

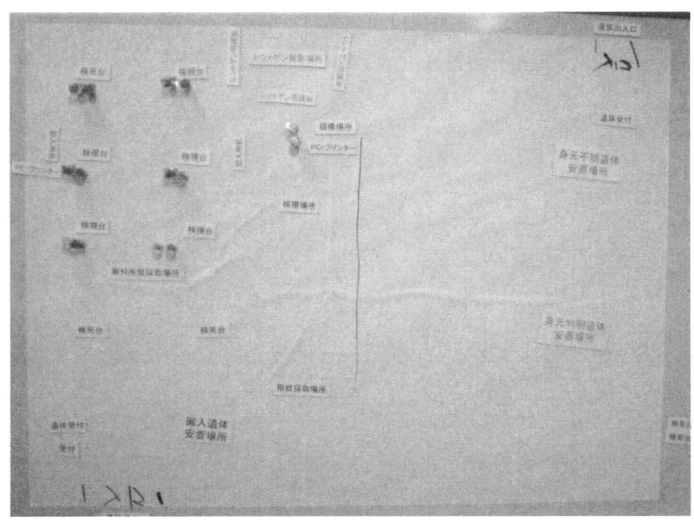

今回の災害訓練では、用意されたタスクの8まで行い、準備チーム（第1陣）が活動を開始した時点で終了しました。要した時間は約1時間半でした。

　訓練終了後、多数の反省点がありましたが、そのいくつかを抜粋します。

- 東日本大震災当時の日本法医学会庶務委員長の大変さがわかった。

- 組織間の調整役などといった担当者を決めるのが大事であることが分かった。

- タスクカードの内容によっては、警察の動きに任せるところも多く、そこの動きがわからないので、今後は、警察も訓練に参加してもらいたい。

- 隠れタスクは実際あった例の再現だったということに驚いた。

- 歯科大学がたくさんある地域では、どこの大学から何名の歯科医師が何日間派遣されるのかなどといった調整が難しいのではないかと感じた。

- 普段から、歯科大学と歯科医師会の連携が大事であると思った。

- 診療時間中に発災した場合、歯科医師会がすぐに災害対策本部を立ち上げるという想定は現実的には無理があったと思う。

JUMP机上シミュレーション講評（冒頭部分のみ）

アドバイザー　岩手医科大学法医学講座　教授　出羽厚二

　訓練には限界があります。例えば時間軸がずれているとか、一人で何役も兼務するということです。お互いに顔合わせも不充分で経験も異なるメンバーが、事前打ち合わせする余裕もないままに行ったのが今回の机上訓練でした。また、大規模災害時の組織の運用という日本ではほとんど行われていない訓練を初めてしたわけです。そういう中で今回の訓練は充分な成果を挙げたと思います。お疲れ様でした。せっかくの訓練ですから多くの改善点、問題点を抽出して次回の改善を図りお互いのスキルをアップしていきましょう。

　このような災害机上シミュレーションは、1回限りで終わらせるものではありません。タスクカード作成や付与情報の内容等に改善を加えてシミュレーションの設定自体をブラッシュアップする必要があります。また、災害、発災の時期や時刻、被害状況の設定などを変えて何度も実施したいと思っています。

　このタイプの訓練の開催には、企画運営、事前準備そして進行に関して、多大な労力と専門的な知識が必要です。出羽先生の手厚いご指導のもと、訓練を無事に終えることができました。多数の反省点に気付き充実した時間を過ごせたことは、まずは、JUMPの団体にとっては小さな、しかし、メンバーそれぞれにとっては大きな前進です。

JUMPへの期待と不安

千葉大学・東京大学法医学　教授　岩瀬博太郎

　JUMP 結成おめでとうございます。身元不明死体を少しでも減らすことを目的として船出するとのこと。日本の死因究明及び身元特定のためのシステムが極めて脆弱の中での船出です。期待も大きいですが不安もいっぱいあるだろうと思います。

　例えば、東京都には東京都監察医務院という日本で唯一といってよい、死因究明のための専門施設があるものの、歯科医が身元特定を行うシステムは確立しておりません。DNA 検査による身元判定も警察任せです。死因究明先進国といわれる、スウェーデンやオーストラリア・ビクトリア州では、歯科による身元特定は歯科医が実施し、DNA による身元判定については犯人でもない死者とその家族の DNA 検査を実施する以上、警察権力に任せてはならないとの考えから法医学研究所が実施しています。それなのに、日本の首都であり、かつ世界の主要都市でもある東京都でさえ、このような体たらくなのです。これまで法医学の運営が医師に任されており、歯科医等の重要性が気づかれてこなかったせいでもありましょう。その意味では、JUMP が歯科医のみに限定して活動してしまうと、波に乗れることはないように思います。ぜひとも、医師や他の法医学関係者としっかり連携できるような運営を目指してほしいと思っております。そのためにこそ、関係者の皆様には、発足から間もない時期に大変ではありますが、ぜひとも会の目的をわかりやすい、明確なものとしていただきたいと思っております。私としては微力ながら応援させていただきますので、今後ともよろしくお願いいたします。

　末筆ながら、JUMP の今後の発展を祈っております。

第2章 Chapter2	個人識別（身元確認） の方法

２－１．個人識別の三大手段とは

　一般的にいわれている「身元確認」は、学術的には「個人識別」といわれるものです。個人識別とは、身元不明のご遺体が誰なのか、あるいは捜査現場で発見された髪の毛や血痕などが誰のものなのかを識別して、個人を同定することです。生きている人が対象になることもあります。個人識別は、本来客観性の高い方法で行われるべきであり、個人識別の三大手段と言えば、指紋・歯科所見・DNA 型のことを指します。指紋は、終生不変、万人不同といわれており、指の紋様は一生変わることはなく、同じ人の他の指や一卵性双生児間でも違います。DNA はデオキシリボ核酸といわれるもので、遺伝子の物質的本体のことで、個人識別で用いられる DNA 型は遺伝情報とは関係しない部分を検査しています。

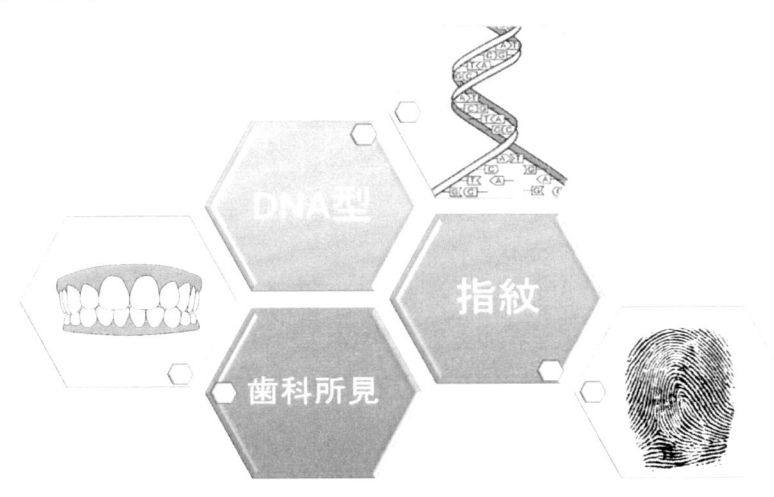

指紋・歯科所見・DNA型の特徴

	指　　　紋	歯　科　所　見	Ｄ　Ａ　Ｎ　型
検　査　者	警察(鑑識課*5)	歯科医師(警察歯科医・歯科法医学者)	警察(科捜研*6)大学(法医)
生存中の変化	なし	あり	なし
年齢推定	不可能	可能	不可能
性別推定	不可能	推察はある程度可能だが、判定は不可能	可能
時　　　間	短い	短い	長い
費　　　用	低い	低い	高い
メリット	・終生不変 ・万人不同	・死体になっても長く残る ・比較的簡単な器具でできる ・生活状況を推定することもできる	・体の一部分でも身元確認可能 ・親子鑑定により身元確認可能
デメリット	・熟練した鑑識係が必要 ・指は軟部組織なので破壊されやい ・死後、腐敗が進むと照合が難しくなる	・生前の歯科資料をスムーズに得るためのシステムがない ・時間の経過とともに治療痕や口の中の状態が変わることがある ・入れ歯の場合、特徴的な所見が少ない	・特別な施設・機械が必要 ・本人の生前試料か親族の試料が必要 ・試料に他人のものが混ざってしまった場合など、信頼性が落ちる

＊5 鑑識課：一般的に各都道府県警察本部の刑事警察部門内にある。
＊6 科捜研：科学捜査研究所の略語で、科学捜査の鑑定および研究を行う。

2－2. 歯科所見が身元確認に役立つ理由

　歯は人間の身体の中で最も硬い組織であり、高温にも耐えられ、他の組織に比べると死後も長く残ります。また、歯は、大人の歯(永久歯)は親しらず(第三大臼歯(きゅうし))を含め32本、子供の歯(乳歯)は20本あります(図2)。これらの歯に治療がしてあれば、その治療の痕(治療痕(ちりょうこん))の情報と、該当者と思われる方の歯科の歯科診療録(カルテ)やレントゲン写真などの生前の歯科情報を照らし合わせること(照合)で個人識別ができます。

図2：乳歯と永久歯の模式図

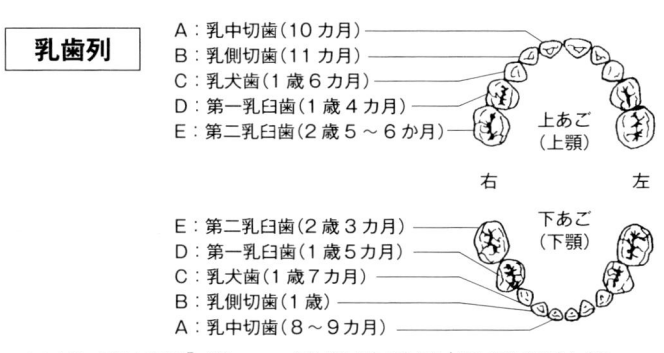

乳歯列

- A：乳中切歯（10カ月）
- B：乳側切歯（11カ月）
- C：乳犬歯（1歳6カ月）
- D：第一乳臼歯（1歳4カ月）
- E：第二乳臼歯（2歳5〜6か月）

上あご（上顎）

右　　　左

下あご（下顎）

- E：第二乳臼歯（2歳3カ月）
- D：第一乳臼歯（1歳5カ月）
- C：乳犬歯（1歳7カ月）
- B：乳側切歯（1歳）
- A：乳中切歯（8〜9カ月）

※（ ）内は一般的な萌出[7]時期
※歯の番号はFDI方式[8]で表記

| 55 54 53 52 51 | 61 62 63 64 65 |
| 85 84 83 82 81 | 71 72 73 74 75 |

（日本小児歯科学会 1988）

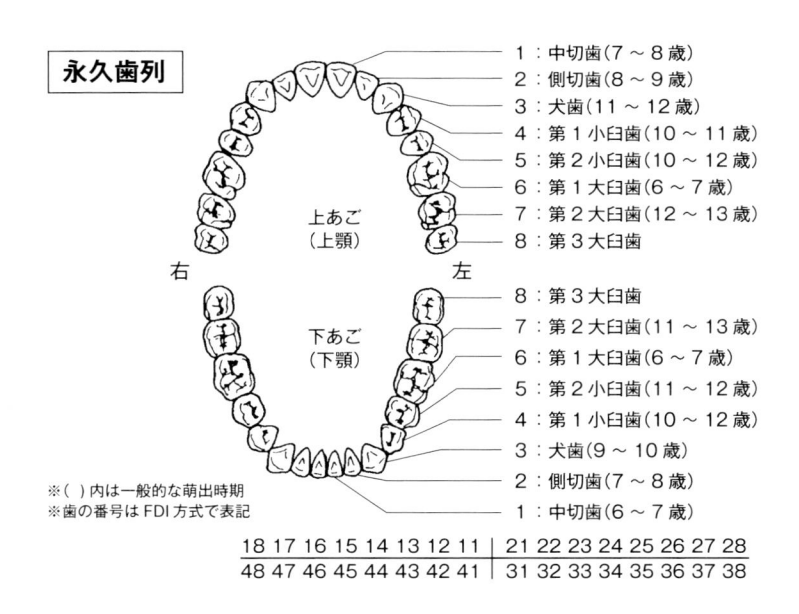

永久歯列

- 1：中切歯（7〜8歳）
- 2：側切歯（8〜9歳）
- 3：犬歯（11〜12歳）
- 4：第1小臼歯（10〜11歳）
- 5：第2小臼歯（10〜12歳）
- 6：第1大臼歯（6〜7歳）
- 7：第2大臼歯（12〜13歳）
- 8：第3大臼歯

上あご（上顎）

右　　　左

下あご（下顎）

- 8：第3大臼歯
- 7：第2大臼歯（11〜13歳）
- 6：第1大臼歯（6〜7歳）
- 5：第2小臼歯（11〜12歳）
- 4：第1小臼歯（10〜12歳）
- 3：犬歯（9〜10歳）
- 2：側切歯（7〜8歳）
- 1：中切歯（6〜7歳）

※（ ）内は一般的な萌出時期
※歯の番号はFDI方式で表記

| 18 17 16 15 14 13 12 11 | 21 22 23 24 25 26 27 28 |
| 48 47 46 45 44 43 42 41 | 31 32 33 34 35 36 37 38 |

---

*7　萌出：歯が口の中に生えること。

*8　FDI方式：主に欧米諸国で使用されているTwo-digit systemによる「歯の番号」のこと。1桁目で永久歯または乳歯の上顎右側・上顎左側・下顎左側・下顎右側を、2桁目で前から何番目なのかを表す。例えば、「上顎右側第二大臼歯（右上7番）」は「17」、「下顎左側第二小臼歯（左下5番）」は「35」、「上顎左側乳側切歯（左上B）」は「62」となる。

歯科所見が個人識別に役立つというのには、そのほかにもいろいろな理由があります。例えば、口元は目元に次いで印象に残りやすく、出っ歯（上顎前突）だった、顎がしゃくれていた（下顎前突）、入れ歯（義歯）が入っていた、笑ったときに銀歯（クラウンなど）が見えたなど家族や友人などがその特徴を覚えているというのも、大きな利点だと言えるでしょう。

２－３．ご遺体の発見から検視、検案までの流れ

まず、ご遺体が発見されてから、検視および検案が行われるまでの流れについて説明します（図3）。

事故や災害、あるいは自殺や他殺などにより亡くなったご遺体や、病死*9か外因死*10か判断できない場合のご遺体が発見されると、そのご遺体は警察に届け出がなされます。そこで、犯罪の疑いがある場合は刑事訴訟法*11に基づく検視が行われます。本来、検察官による検視が行われますが、ほとんどの場合は、警察官による代行検視が行われます。犯罪が疑われない、あるいは犯罪の疑いが低いとされた場合は、死因・身元調査法*12に基づく死体の調査が行われます（ただし、東日本大震災当時は、この法律がなかったため、これを死体見分と呼

---

*9 病死：病気で死ぬことであり、内因死ともいわれる。

*10 外因死：病気が原因ではない死亡のことであり、自殺、他殺、事故、自然災害、中毒など病気以外のあらゆる死亡を含む。

*11 刑事訴訟法：1948（昭和23）年に刑事手続について定めた日本の法律。条文は以下のHPサイトで閲覧できる。http://law.e-gov.go.jp/htmldata/S23/S23HO131.html

*12 死因・身元調査法：正式には「警察等が取り扱う死体の死因又は身元の調査等に関する法律」であり、略して「死因・身元調査法」と言われる。この法律は、犯罪性の疑いの低い死体について法医学的な調査を行い、犯罪や事故の見逃しを防止し、公衆衛生に寄与することを目的にしており、2015（平成27）年4月から施行されている。「死体発見時の調査等」を明記した第4条には、「医師又は歯科医師に対し、立会い、死体の歯牙の調査その他必要な協力を求めることができる」とある。また、「身元を明らかにするための措置」を明記した第8条では、「血液、歯牙、骨等の組織の一部の採取などを医師又は歯科医師に行わせるものとする」という内容が記載されている。死因究明および身元究明に関する法律において、「歯科医師」という文言が明記された日本で初めての法律である。条文は以下のHPサイトで閲覧できる。http://law.e-gov.go.jp/htmldata/H24/H24HO034.html

んでいました）。検案とは、医師がご遺体を検査して、死因、死因の種類、死亡時刻、異状死*13との鑑別を総合的に判断することをいいます。ご遺体にメスを入れず、体の表面から注射器などを使って体の中の液体など*14を採取し検査を行っていきます。また、最近では、CT（Computed Tomography）などの画像検査を行うことも増えています。この死体検案の結果、医師は死体検案書を作成しますが、異状死であると判断された場合、その一部においては法医解剖が行われます。検案は医師法により医師のみができる作業になります。歯科医師は、死亡診断書は作成できますが、死体検案書は作成できません。検死（検屍）という言葉は、法令上は存在しませんが、主に検案を指して使われています。

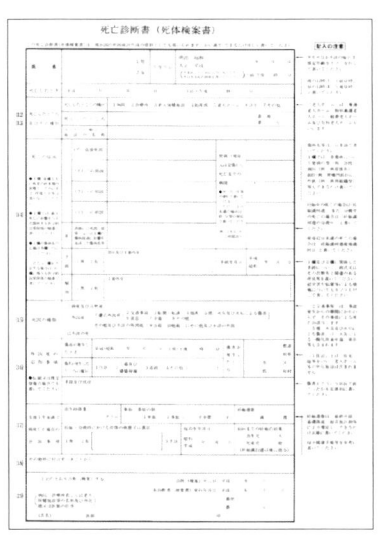

---

*13　異状死：医師法21条に「医師は、死体又は妊娠4カ月以上の死産児を検案して異状があると認めたときは、24時間以内に所轄警察署に届け出なければならない」と規定されている。しかし、この届け出るべき「異状死」については、法律で明文化されたものはなく、具体的な法規定はされていない。1994（平成6）年に日本法医学会が「異状死ガイドライン」についての見解を示したが、その定義については混乱しているのが現状である。

*14　体の中の液体：脳脊髄液（のうせきずいえき）（脳脊髄液脳室およびクモ膜下腔（のうしつ）を満たす無色透明の液）や胸腔（きょうくう）（まくかくう）内に入っている液体など。

図３：ご遺体が発見されてから検視、検案および歯科医師の所見採取が
　　　行われるまでの流れ

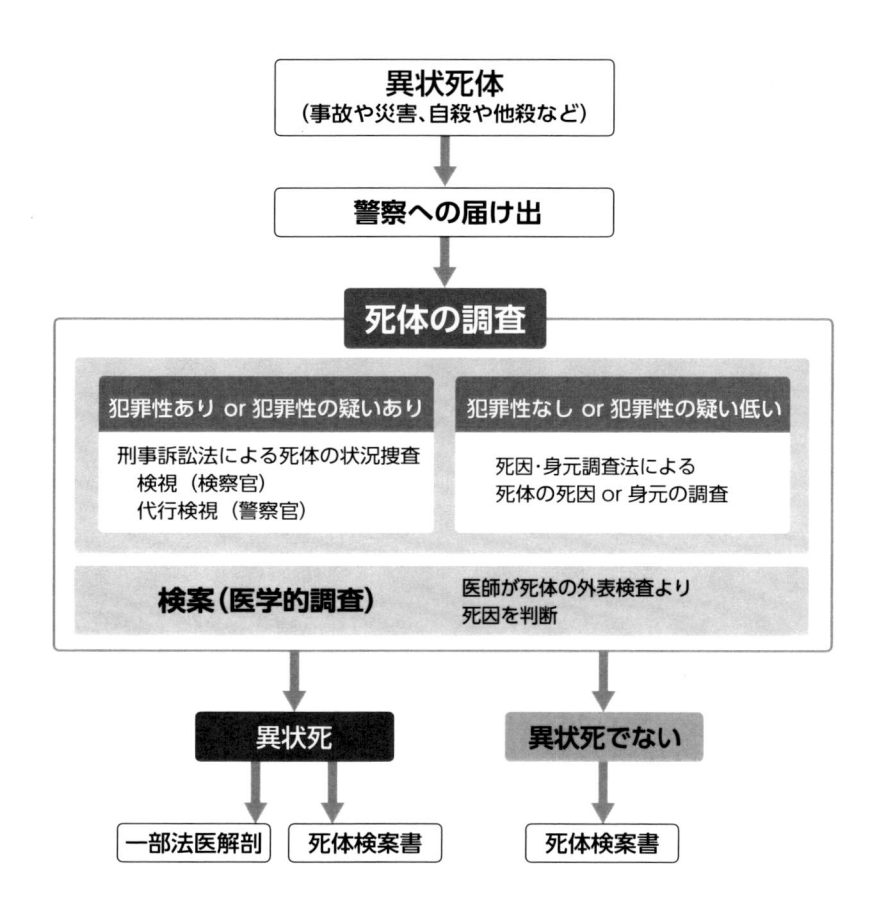

２－４．ご遺体が身元不明であった場合

ご遺体が身元不明であった場合、犯罪性がある場合、もしくは犯罪性が疑われる場合は司法解剖が行われます。もし、警察官により犯罪性がないと判断された場合は、死因・身元調査法に基づき、身元確認が行われます。歯科医師は、警察からの協力要請の下、歯科所見による身元確認作業を行います。

> ▶ ▶ **歯科所見による身元確認作業** ◀ ◀

歯科所見による身元確認作業は、歯科法医学者[15] もしくは警察歯科医[16] によって、行われます。

具体的には、次のような方法で作業が進められます（図４）。

■ 身元不明遺体の歯科所見の採取、死後デンタルチャートの作成

まず、口を開きます。死亡直後は、死後硬直[17] があり口が開かない状態ですので、開口器[18] を使って、奥の歯まで見えるようにします。無理にこじ開けようとすると、特に焼死体などの場合は、歯も焼けてしまっていて、黒くなったり灰色になったりすることもあり、炭のように焼けた歯は触ると崩れてしまうこともあるので注意して行います。次に、ご遺体の口の中を歯ブラシや布できれいにします。水死体の場合は、口の中がぬるぬるしますし、喉（のど）の奥からも液体がしみ出てきますので、その液体をふき取りながら行います。

歯科所見による身元確認では基本的に、口腔（こうくう）内写真・デンタルチャート・レントゲン写真の３つが必要です。

＊15　歯科法医学者：大学の歯学部もしくは医学部の法医学教室に所属する歯科医師で、法医学および歯科法医学の専門的知識を持つ。個人識別に関する仕事や研究などを行い、学生への教育などを行っている。

＊16　警察歯科医：普段は、臨床歯科医として患者さんの治療を行っているが、警察から要請があった場合は、歯科所見を採取して、身元不明のご遺体の身元確認を行う。

＊17　死後硬直：死後一定時間ののちに起こる筋肉の硬化現象のこと。死後２～３時間で顎や首筋の筋肉に硬直が始まり、12時間ほどで全身に及び、およそ30時間程度まで続く。そのあとは徐々に硬直がとけてきて、通常、３～４日でなくなる。

＊18　開口器：口を開けた状態を保つために使用する器具。

図4：歯科所見を採取する方法

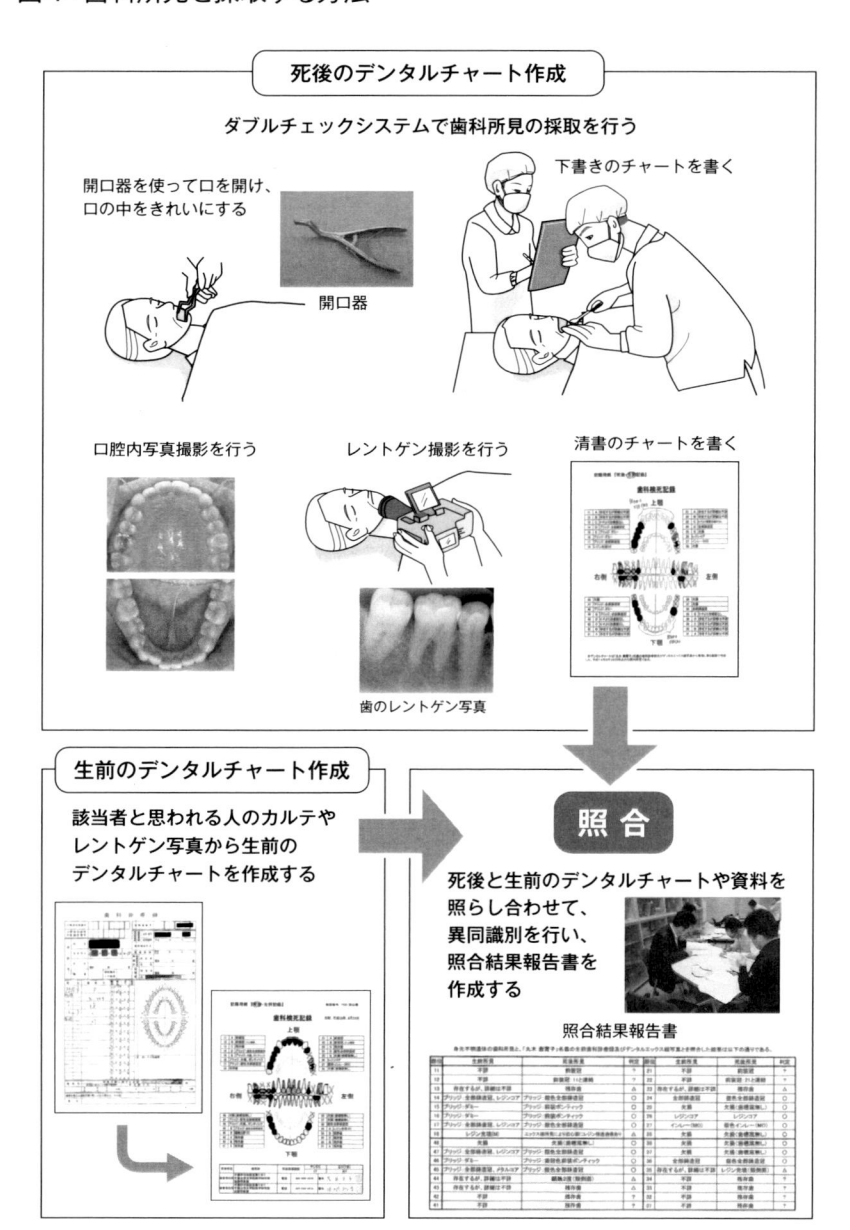

① 口腔内写真撮影

　ご遺体の口の中の清掃が終了したら、正面、左右、上顎と下顎の咬む面（咬合面）の５枚の写真撮影を行います。大規模災害時には、最初に遺体番号も必ず撮影します。死後の口腔内写真の撮影は、患者さんの診察の時と同じように行います。撮影時には、口腔内撮影用のミラーを使用しますが、生きている患者さんの撮影の場合はミラーが曇るのですが、ご遺体の場合はそういうことはほとんどありません。しかし、一度、ミラーを汚しますと、ミラーが曇ってしまうので、なるべく、口腔内の液や泥をつけないように、慎重にミラーを口の中に入れなければなりません。

② ダブルチェックシステムでの歯科所見採取

　次に、歯科医師２名で行うダブルチェックシステムという方法により、歯の治療痕・歯や顎の特徴などの歯科所見をデンタルチャートに記入します。ダブルチェックシステムとは、２名の歯科医師が検査者と記録者になり、検査者は歯科所見を口頭で読み上げていき、記録者はその所見をデンタルチャートに書いていきます。その後、役割を交代して、先ほど記録者役であった歯科医師が口腔内を見ながら歯科所見を読み上げていき、検査者役だった歯科医師はデンタルチャートを確認していきます。終了後に、所見の見落としや、食い違った部位があればその歯について話し合い、所見を決定していきます。このダブルチェックシステムを行えば、歯科所見の間違いや見落としなどを極力防ぐことができます。しかし、東日本大震災の初期の時期は、ご遺体の数に対して歯科医師の数が全く足りていなかったので、２名の歯科医師が役割を交代して行う時間的余裕がなかったため、本来のダブルチェックシステムではなく、同時に見ていく方法を行うしかなかったということがありました。

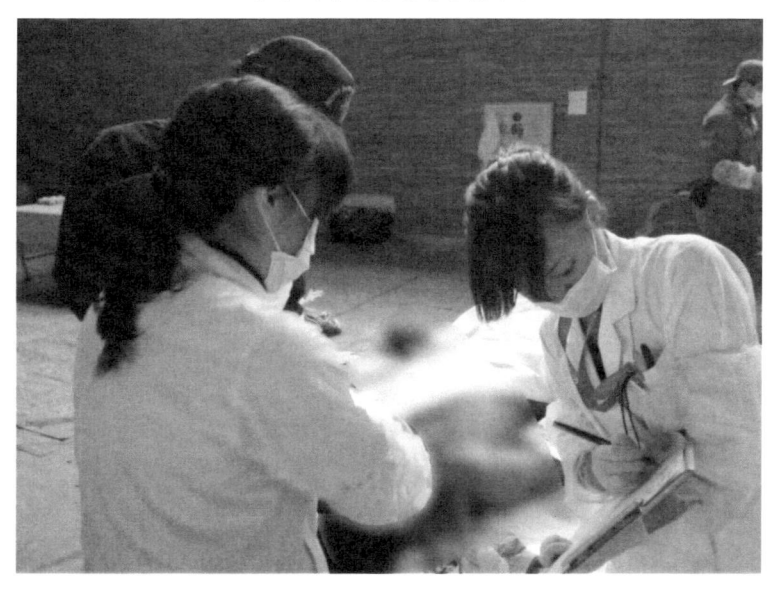

③　歯の所見を読み上げていく順番

　医療従事者が指す「左」「右」とは、患者さんやご遺体にとっての「左」「右」になります。医療従事者自身の「左」「右」ではありません。一般的に、「上下左右」という言葉がありますが、歯科領域での所見の取り方は基本的には「右上から」のスタートになります。

　検査者役の歯科医師は、右上の奥歯（上顎右側第三大臼歯）から前歯のほうにむかって、そして左上の前歯から奥歯に向かって、1本ずつ、歯の有無、治療痕やその歯の特徴を読み上げていきます。上顎の所見が終われば、左下の奥歯（下顎左側第三大臼歯）から前歯、そして右下の前歯から奥歯に向かって歯の所見を読み上げていき、全部で 32 本の歯科所見を採取します（図5）。その他には、歯並び、咬み合わせの状態、入れ歯（義歯）を装着している方であれば、義歯の形態、材質や特徴なども記載します。

図5：歯をよみあげていく方向

```
右上 ━━━━━━━━━━━━━━━━━━━━━━━→ 左上
   18 17 16 15 14 13 12 11 │ 21 22 23 24 25 26 27 28
   48 47 46 45 44 43 42 41 │ 31 32 33 34 35 36 37 38
右下 ←━━━━━━━━━━━━━━━━━━━━━ 左下
```

④　デンタルチャートの記載

　すでに、デンタルチャートという言葉がでてきていますが、これは、歯科所見を記載する書式のことです。ご遺体の横で書くデンタルチャートは下書きになるので、その後、清潔域に設置されている机の上で正式な死後のデンタルチャートを清書していきます。デンタルチャートは、中央部に歯の模式図が描いてあり、周辺にはそれぞれ1本ずつの歯の情報を書くように対応したそれぞれの所見欄があります。この中央部の歯の模式図には、治療痕の形態などを図示し、所見欄には治療痕の用語や特徴を記載します。しかし、日本では、東日本大震災時も現在も、デンタルチャートの書式も用語も記載方法も各歯科医師会や出身大学などで統一されていないのが現状です。

⑤　レントゲン撮影

　その後、基本的にレントゲン撮影を行います。本来、口腔内写真・デンタルチャート・レントゲン写真は必須のものですが、実際は、レントゲン撮影などはその時の状況により行わないことがあります。東日本大震災の初期の段階では、停電の影響、人手不足や機材不足、そして発電車に必要なガソリンの不足などにより、口腔内写真やレントゲン写真の撮影を断念したという事実があります。また、レントゲン撮影を行う場合は、放射線の被ばくを受けないために、レントゲン防護板の設置や防護衣、防護手袋の装着が必要です。

レントゲン写真（上顎右側の大臼歯部）

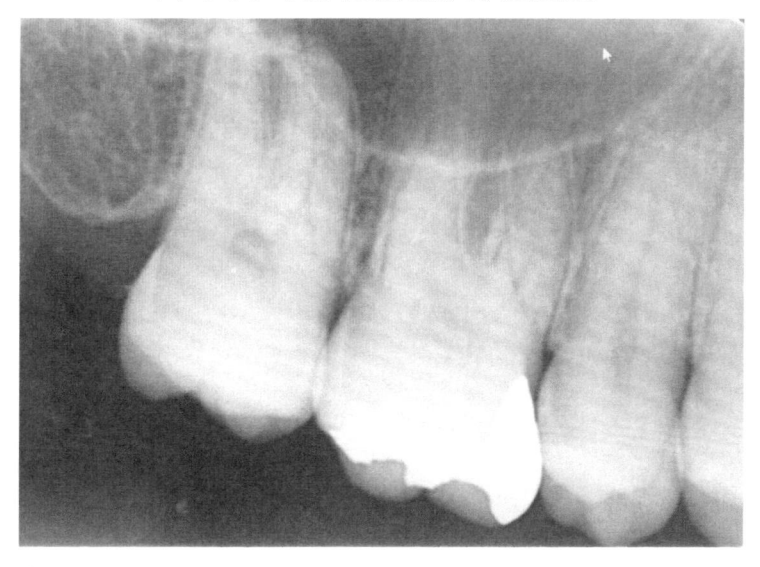

■ 該当者と思われる人の生前デンタルチャートの作成

　該当者と思われる人が見つかった場合、警察がその人の通っていた歯科医院から、カルテやレントゲン写真、その他の資料などを借りてきます。これらの生前資料に書かれた歯の状態や処置内容から、生前のデンタルチャートを作成します。生前デンタルチャートの書式、記載用語および記載方法については、死後のデンタルチャートと同じ書式、記載用語および記載方法になります。

　カルテによっては、処置した歯の治療内容のみが記載されていて、全ての歯の情報が得られない場合もあります。該当者と思われる人が長期間通院していた歯科医院や、死亡直前の歯科医院の歯科資料が得られず、そのさらに前に通院していた歯科医院の古い歯科資料しかない場合などもあります。そのような場合は、カルテから読み取れる範囲内で生前のデンタルチャートを作成します。また、廃院してしまったり、法律で定められたカルテの保存期間（5年）を超えてしまったりして、カルテが破棄されてしまったりした場合

は、生前の歯科情報すら得ることができません。

　東日本大震災で、生前情報として最も多く利用されたものは歯科医師から提供されたカルテでしたが、その入手にあたっては、警察や歯科医師会を経由したり、個人の歯科医師（かかりつけ歯科医）が直接提供したりする場合もありました。そのほかに保険診療情報（レセプト）や、歯科医院のパソコン内に保存されていたデータも活用されました。またレントゲン写真や口腔内写真、学校・企業で行われた集団健診結果なども用いられました。

■ デンタルチャートの照合と照合結果報告書の作成

　身元不明のご遺体の死後デンタルチャートと該当者と思われる人の生前デンタルチャートを照らし合わせて、死後の治療痕と生前の治療内容が矛盾するか否かの異同識別を行い、照合結果報告書を作成します。例えば、生前のデンタルチャートで上顎右側第一小臼歯にレジン充填（じゅうてん）があり、死後のデンタルチャートでも同様のレジン充填があれば、この歯の治療に関しては「一致する」と判定されます。また、生前のデンタルチャートでは下顎左側第三大臼歯があるけど、死後はなかった場合（歯槽窩（しそうか）* 19 もない状態）、この歯に関しては「矛盾しない」と判定されます。なぜなら、生前にはあった歯が死後にはない場合は、生前の歯科資料を提供した歯科医院ではなく、そのあとに通院した歯科医院で抜歯した可能性があるので、この場合は「矛盾しない」と判定されます。生前のデンタルチャートでは上顎左側第一大臼歯に金属の詰め物（インレー）が入っており、死後のデンタルチャートでは治療痕がない場合は、この歯の治療に関しては「矛盾する」と判定されます。

　このように、歯科所見を用いた個人識別の場合は、生前の歯科資料が全て得られれば照合するのは容易ですが、そうでない場合に

---

* 19　歯槽窩：歯根が収まっている骨のくぼみ。

は、照合に関して解釈が必要になってきて難しくなります。

　現在、日本の歯科所見による身元確認は歯の治療痕を対象とした照合が主体となっていますが、本来は、レントゲン写真等で歯や上顎洞*20 などの形態、歯列、咬合の状態、下顎管*21 の位置などの口腔解剖学的所見も照合の対象となります。

■ 歯牙鑑定

　警察から歯牙鑑定が歯科医師に嘱託されている場合は、歯牙鑑定書を作成し提出します。歯牙鑑定とは歯科所見を用いて身元確認を行う鑑定のことです。2009（平成21）年度から、歯牙鑑定を行った場合、国費で謝金を支払う（政府が国家予算から直接支払う）という歯牙鑑定謝金が整備され、予算額は年間 900 万円でした。それまでは、各都道府県の警察本部と警察歯科医会との間で決定した謝金額が県費で支払われていましたが、ボランティアで行われている地域もあり、格差がありました。この歯牙鑑定謝金の整備により、謝金額が全国で統一されたと思われましたが、現在も県費で支払っているところも多く、支払状況は県によって大きく異なります。執行額が年間 900 万円を超えており、2014（平成26）年度から予算額が年間 1,000 万円に増加しました。それでも年間 1,000 体を超える身元不明死体数に対しては費用が全く足りていない状態です。歯牙鑑定の費用を国費で支払うということは、歯科医師の地位の確立と、歯牙鑑定の質の向上につながります。身元不明遺体数の減少のためには、歯牙鑑定謝金の予算額の増加と、国家予算の円滑な運用が望まれます。

---

*20　上顎洞：上顎骨の中にある、鼻の側方から奥に広がっている大きな空間のこと。

*21　下顎管：下顎骨の中にある、神経や血管が通っている通路のこと。

東日本大震災の遺体安置所で実際に記載された
死後デンタルチャートの下書き

DENTAL CHART

東日本大震災の遺体安置所で実際に記載された
死後デンタルチャートの清書

記録用紙 『死後・生前記録』　　　　歯科検死記録　　　日附 平成23年3月 13日
[県歯報告用]

上顎

21	A	健全序章
22	B	健全序章　全部義歯体
23	C	健全序章
24	D	メタルイン充填 (O)
25	E	欠損（生理的なし）スペースなし
26		色色メタル（MODBP）
27		色色メタル（MODB）
28		欠損（生理的なし）

右側 ――――――――――――――― 左側

48		金甲インレー（MD）
47		金色左部銀色部
46		欠損（生理的なし）スペース
45	E	銀充填
44	D	メタルイン充填（O 2割れ）
43	C	CR充填（M）
42	B	CR充填（M.D）
41	A	CR充填（D）

下顎

(乳歯の場合は、アルファベットに〇をつけて下さい)

所見

上顎の欠損歯は右側では はじむしくはじが欠損、近遠様、左側では 右が欠損し、いずれも生理歯の吸収される。 HB に色色メタル、24フに色色なしレー、切に歯色左部銀部を認る、はじに メタルが充填を認る 別には O遠側に充填を認る。並 はいずれも O遠側と前位する。 下歯の欠損歯は はじ と 日も失うえる。 日部のスペースは消失しており、個が湾縮しえいる 44HA に メタルが充填、 47フに 色色メタルレー、 46フに 色を左部銀部色、可し 割残歯部認る メら。 フ前の歯を左部に引進上している 31日 にはじゅ充填を認る 検死時 右側部継歯上 じいしきたえ死を認る、 羽羽吸合時 は 閉咬を呈し、左在 犬歯 ――――――――― の前頭上が咬される

死体発見日時		死体発見場所			死体番号	●
死体状況		X線番号	デンタル	なし		
			パノラマ	なし		
検査者住所	■■■■■	電話	■■■■	著 名	■■■■	印
検査者住所	■■■■■	電話	■■■■	著 名	■■■■	印

千葉県歯科医師会警察歯科医会

東日本大震災の遺体安置所で実際に記載された「不一致」の照合結果報告書

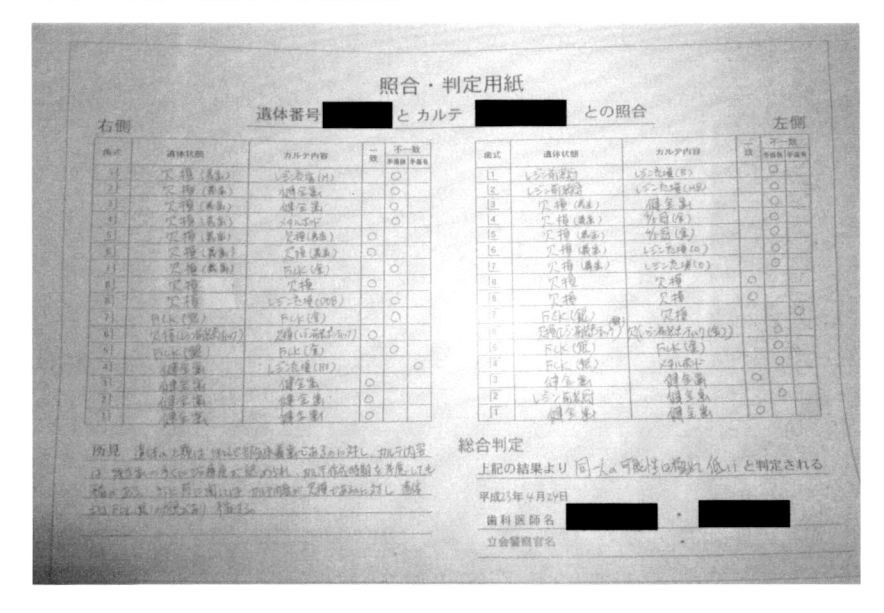

（書式は宮城県歯科医師会のもの）

法律の正しい運用が歯科医の努力を活かす

京都府立医科大学法医学特任教授・千葉大学特任研究員　石原　憲治

　東日本大震災が起きたとき、私は厚生労働大臣の秘書官という立場で厚労省に勤務し、役所の様々な対応や関係者の皆さんの活動に接していました。なかでも歯科医の方々の身元確認業務のための寝食を忘れた献身的な活躍は強く印象に残っています。しかし、デンタルチャートの不統一など、現地ではいろいろ混乱があったとも聞いています。

　普通、行政の仕事は法令に基づいて行うのですが、当時身元確認という重要な業務についてきちんと規定した法令はありませんでした。また、歯科的個人識別について触れたものもなく、警察と歯科医師会、警察歯科医会の話し合いによる運用だけで行われてきました。身元確認については、すでに警察庁に設置されていた「死因究明制度の在り方に関する研究会」で議論があり、発災翌月に最終取りまとめを公表しました。そのなかには、「身元確認のための歯科所見や DNA 型のデータベースの構築」、「歯科系大学における歯科法医学教育の強化」などが記載されました。そして、この取りまとめをベースに、震災時の活動状況も踏まえ、法案策定が進み、翌年６月、「死因・身元調査法」、「死因究明等推進法」の２法が成立しました。当時、私は既に大臣の交代に伴って秘書官を辞め、民主党の政策スタッフの一員としてこの２法案策定の議論に加わりました。推進法で「身元確認の基本理念」を掲げるなど、わが国で初めて身元確認を法的に位置付けたこと、調査法の第４条で、歯科医師という語を医師とともに法律に書き込んだことなど、この分野にとっても意義深い法律になったと思っています。しかし、大切なのはその運用です。「仏作って魂入れず」にならないよう、関係者の努力が肝要です。

第3章
Chapter 3
遺体安置所で身元確認作業に従事した歯科医師の声

　本章では、日航機墜落事故、阪神・淡路大震災そして東日本大震災と、3つの大きな事故及び災害で身元確認作業を経験した歯科医師たちの声を載せます。

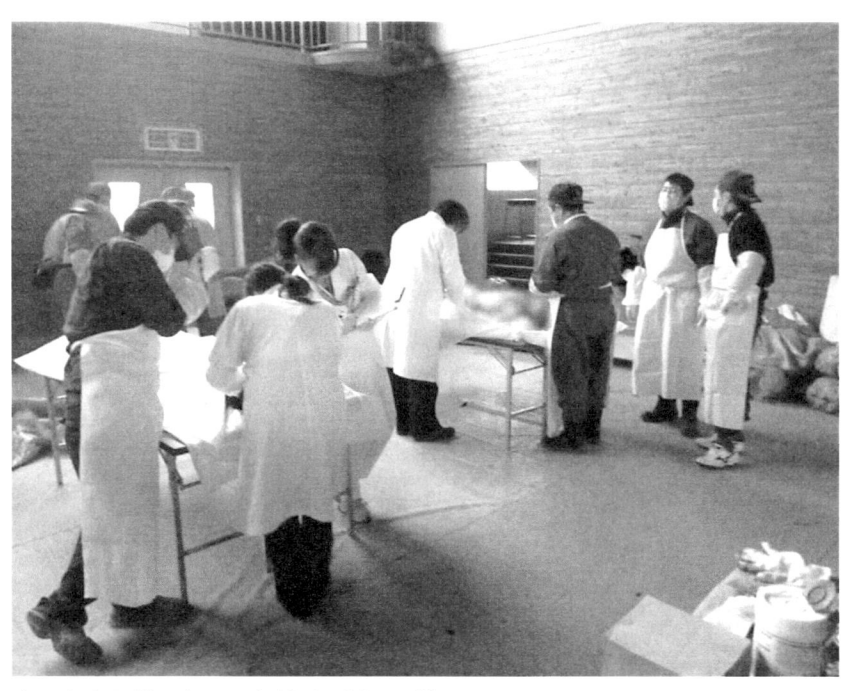

東日本大震災における歯科所見採取の様子

日航機墜落事故、阪神・淡路大震災および東日本大震災の発生状況

	日航機墜落事故	阪神・淡路大震災	東 日 本 大 震 災
発 生 日 時	1985.8.12 18：56	1995.1.17 05：46	2011.3.11 14：46
災害の種類	航空機事故 （閉鎖型[*22]）	直下型地震 （開放型[*23]）	海溝型地震 （開放型）
主な被災地	群馬県	兵庫県	岩手県・宮城県・福島県
死 者 数	520名	6,434名	15,893名
行方不明者	2名	3名	2,565名
被 害 特 徴	山林内への墜落	建築物の倒壊 大規模な火災	大津波 沿岸部の地区は壊滅 一部で火災
遺体の状態	墜落と火災による 高度な遺体損傷	家屋内の死亡が多く ほとんどが倒壊による圧死[*24]	津波により多くの人が 自宅以外で流され、死 因のほとんどは溺死[*25]
歯 科 医 師 派 遣 の 主 な 組 織	群馬県警察医会 （警察・医師・歯科 医師による合同組織）	兵庫県警察歯科医会	日本歯科医師会 岩手県、宮城県、福島 県の各歯科医師会 日本法医学会
出 動 歯 科 医 師 数	延べ993名	延べ159名	延べ2,897名
活 動 日 数	127日間	12日間	116日間
歯科身元確 認への影響	乗客名簿により該 当者の生前記録の 回収が可能 離断遺体が多く身 元確認が困難	倒壊により生前資料 が取り出せない 火災による焼失	津波により生前資料 の流失

※22　閉鎖型災害：航空機事故のように乗客名簿がそのまま犠牲者となるような災害のこと。
※23　開放型災害：自然災害や列車事故のような特定できない多くの人が被害を受ける災害のこと。
※24　圧死：押しつぶされて死に至ること。
※25　溺死：水中などで息ができなくなり死に至ること。

3－1．日航機墜落事故

1985（昭和60）年8月12日、羽田空港を離陸し、大阪へ向けて飛行中であった日本航空123便が、異常音を感知してから32分間の迷走飛行（ダッチロール）を経て、群馬県上野村の御巣鷹山の尾根に墜落した航空機事故です。乗員15名、乗客509名の計524名中、520名が死亡しました。単独の航空機事故としては世界最多の死者を出した史上最悪の事故といわれています。

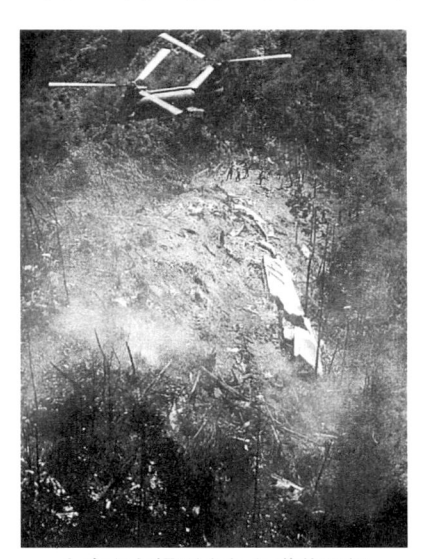 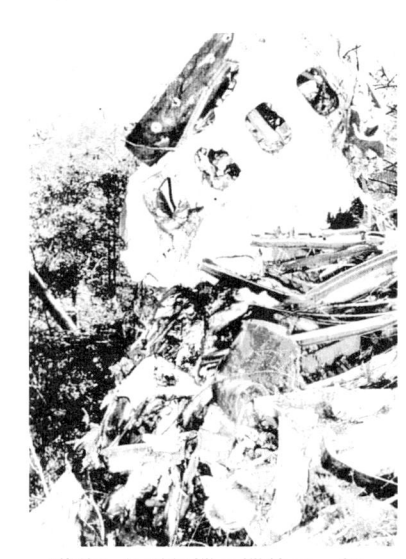

上空から撮影された墜落現場　　　　墜落した飛行機の機体の一部

群馬県では日航機墜落事故が起こる約1年半前の1984（昭和59）年2月に、警察・医師・歯科医師の三者合同組織である「群馬県警察医会」が発足していました。事故以前から交流をもっていたため、警察官、医師、歯科医師の連携による身元確認作業が迅速に行われました。

事故から４ヶ月後、日航機事故処理記録編集特別委員会は身元確認作業に携わった歯科医師を対象としたアンケートを行いました。その一部を抜粋したものを掲載します。

> **１　今回の日航機墜落事故に伴う遺体の検死身元確認作業のため、先生が一番最初に遺体と直面した時の感想を率直にお聞かせください。**

○あまりにも無惨なので顔をそむけたくなった。しかし検屍をしなければならないという使命感みたいなもので震える手をおさえながら検屍を行った気がする。

○無残にも散乱した遺体、炭化して識別できぬさまにただ唖然とした。

○驚異的な暑さと悪臭の中で、専門家としての立場も忘れ、一瞬恐怖が脳裏をかすめた。

○交通事故程度に考えていましたので、あまりのバラバラな状態であったのでこんな状態で遺体の身元確認作業など自分には出来ないと思いました。

○一瞬の出来事で身体がばらばら、見るに耐えられぬ状態。これが人体かと疑いたくなりました。航空機事故の悲惨さをまざまざとみせつけられました。

○私が最初に直面した遺体は頭部だけの部分遺体であり、顔面の損傷がひどくて男女の区別すらつかない状態でした。また、炭化していてどこから検死の手順をふんでよいのかわからない。ただ呆然としてしまいました。

○ほとんど大破に近い遺体に、驚きで胸を締めつけられ、何か祈りたい気持ちでいっぱいでした。

○見てはならぬものを見るときのような恐怖心・好奇心の入り混じったような気持ちと、さぞ苦しい思いをしたろうなというあわれみというべきか、かわいそうに思う気持ち、その他いろいろ入り混じり、複雑な気持ちで心の中で読経をしていました。

○最初に検死した遺体が、自分の子供と同じくらいの年齢でしたので、何とも云えぬ衝撃を受けました。

○大学時代、人体解剖で見た遺体の状態を想像しておりましたが、あまりの無惨な姿に、肉親にはこの状態は見せない方がよいのではと思いました。

○すでにマスコミによる報道での予備知識をもって遺体安置所へ行ったわけですが、あまりの柩の多さに足のすくむ思いでした。なんとか遺族の一助になれば、という思いでした。

第3章

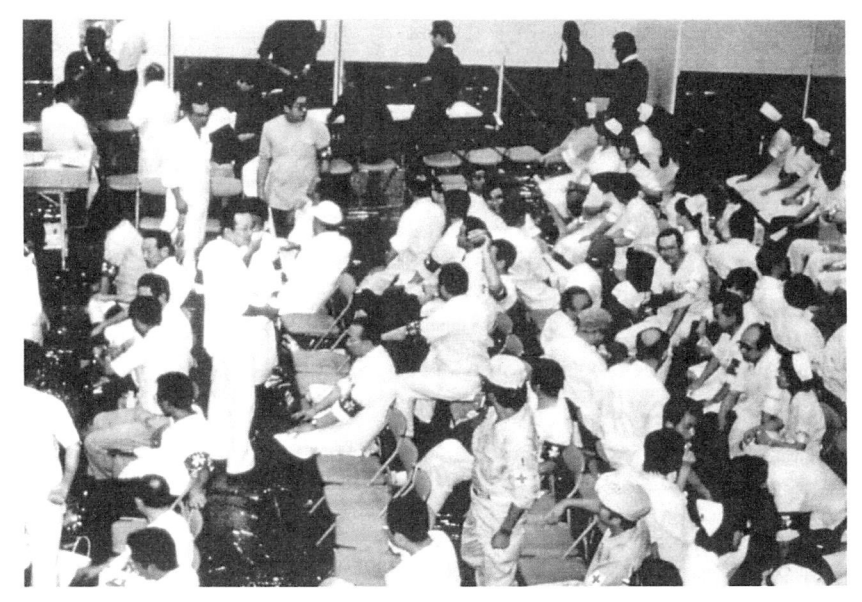

検案所の様子（医師、歯科医師、看護師などの待機場所）

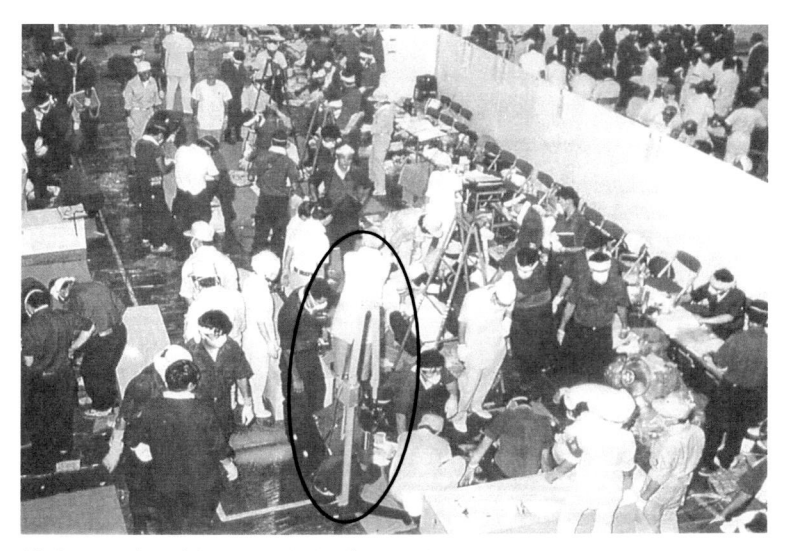

検案所の様子（身元確認作業ブース）丸で囲まれている場所には、レントゲン撮影装置が置かれている。

<table>
<tr><td>**2　今回の身元確認作業では先生方は大変なご苦労をされたわけですが、その中でも最も大変だったこと・苦しかったことを一つだけお聞かせください。**</td></tr>
</table>

○柩の中で頭部と腰部が逆転していて、黒く焼けた脊髄と思しき紐状の中から子供の乳歯が出てきた。母親が子供を抱きしめてそのまま……思わず涙がこみ上げた。

○苦しかったことは、やはりあの異臭の中、異様な別世界の中で柩一つ一つを開けて確認していくことだった。

○遺族の方に頼まれ、遺体のデータを調べてもなかなか該当するのが見つからず、暑気と悪臭の中で遺族の方々のあせりを思い自分の無力に憤りを感じました。

○遺族に頼まれて何個も柩を開けてみたが最後までわからずじまいでした。遺族は泣きながらいろいろと訴えるので、同情してこちらも涙をこらえるのが大変でした。

○損傷が大きいため、遺体確認ができなく、遺族の期待にこたえられなく、非常につらかった。

○遺族の方に「あなたの家族ではないですよ」と説明する事が苦しかった。

○遺族の方々の心を傷つけぬよう言葉づかい、態度に配慮を行うために非常に苦しい思いを致しました。

○体育館内の異様な雰囲気や臭気や暑さによる精神的・体力的疲労。特に過度の緊張からくる精神的疲労が強かったように思います。

> **3　今回の大惨事に遭遇された方の遺族や関係者から先生が感謝されたことがありましたら、それはどのような事でしたか。また、先生自身が感動されたことがありましたらお聞かせください。**

○遺族の方と一緒に身元確認作業にあたり、身元が判明した時の遺族の方の新たな涙と、何度もありがとうございますと頭を下げられた時、素直に、本当に良かったと思った。

○身元の確認された遺族の方が、「おかげさまで肉親とわかりました。ありがとうございました」とあいさつに来られた時は、気持ちの中にそんな心遣いはいらないのに、涙をいっぱいためた顔で頭を下げられると、胸をしめつけられる思いでした。

○ほかの資料でわからなかった人の身元が、歯科所見からわかって感謝され、法歯学の有用性を再認した。

○我々が携わったことにより一人でも多くの身元が判明し、御家族のもとへ遺体が戻られたこと、全国から送られたカルテにより身元判明の裏づけになりいかに私たちの仕事が重要でかつ埃のあるものであるかということをつくづく痛感致しました。

○たまたま該当しそうな遺体があって、遺族の方々と検屍したのですが、違っていました。それでも遺族の方は、「いつでも待っているから、それらしい遺体があったら声をかけてくれ」と藁にすがるというのでしょうか。歯科医になってこのかた、こんなに頼りにされたのは初めてでした。

○私自身が感動したのは、何百とある部分遺体の中からあらかじめ送付されてきたＸ線写真とぴったり一致した時だった。まさに歯牙の形態、歯根の状態、治療痕跡が合致した時、なんだか訳のわからない感動を覚えた。それまではつらく、暑くてうんざりしていたが、身元確認ができたら何やら気が楽になり、はりきってしまった。

○遺体確認数の多いこと、しかも、最後の決め手が歯であると、警察の方々から、また医師からも言われ感謝の言葉を受けたことでした。いろいろな方たちの献身的な活動、とくに警察官の身元確認に対して、遺族に対する深い悲しみを自分のものとして、目を真っ赤にし、黙々と活動していたことに対して強く感動し、頭が下がりました。

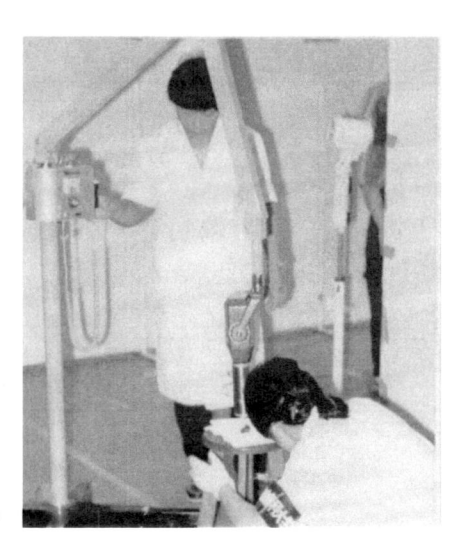

レントゲンをフル活用している様子▶

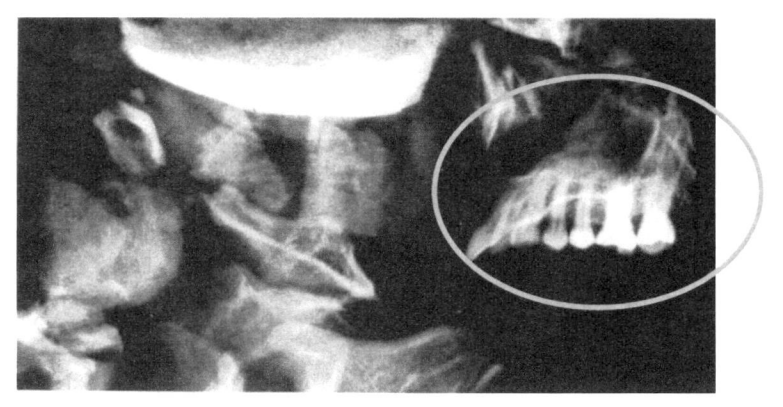

医科用レントゲン画像
炭の塊から上顎骨の一部が発見された

> **4 今回の大惨事で先生方は非常に貴重な体験をされたわけですが、学術団体として、この記録を後代に遺すためには、どのような事柄を重点に記録すべきだと思いますか。**

○作業及び書式記入の統一を図り、身元確認の合理性を高めること。動員の仕方、割り振り方、命令系統が判然としないので、こうした事を改めておくこと。

○迅速で確実な確認作業のための歯の記録用紙の記入法やその例などを統一すること。また、うまく行かなかったこと時間のかかったことなど記録し、ふたたびこのような起きてはならないことが起きてしまった時、少しでも早く結着がつくような作業手順を確立しておくべきと思う。

○確認のための体制作りがどの様であったか、そのよかったところ、不備だったところをしっかり認め、今後の参考とする。

○歯科医師会には何ができ何ができなかったかを冷静に判断すべきだろうと思います。そのためにはどういう組織づくりが必要になるかも十分考慮しておく必要があります。

○次回歯科による確認ということになったとき適切な処置ができるように各部命令系統の統一などを中心に記録すべき。

○一人一人の遺体についての確認方法はもちろんですが、システムとして、どの様に対処すれば効果的であるか。

○文明の発達と共にいろいろな種類の大事故が頻発してくると思われるので大事故に対する組織的、系統的な即応が出来るよう態勢を整えておくこと

○困難極めた身元確認、歯科医の責任の重さも記録の必要を感じます。

○現地にも専門医を派遣すべき。

○身元確認にあたって歯科医全体のカルテの正確な記載、X線フィルムの保管が重要だと思います。

○二度とあってはいけない惨事であればこそこの体験を必ずや生かし、もしもの場合にこういった作業が、どのように進めれば円滑に行えるかをふりかえり検討することも大切かと思います。

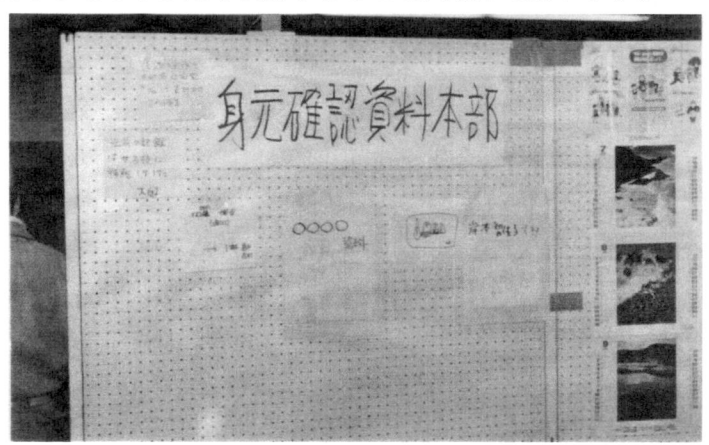

身元確認資料本部

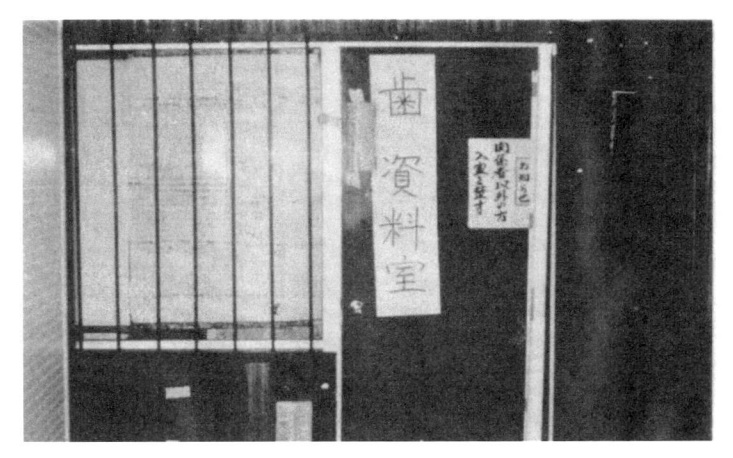

身元確認資料本部とは別に独立して設置された「歯の資料室」

> **5　以上の事のほかに、日航機事故に関係する事柄でお気づきの
> ことがありましたらご記入ください。**

○今回のような大事故に、迅速に対応できるような体制を全国の歯科
　医師会につくりあげるよう提唱すべきだと思います。事故が複数県
　にわたったり、海上であったり、県境付近だったりした場合は、当
　然現場に近接する歯科医師会が協力しなければならないでしょうか
　ら、歯科医師間の連絡体制の整備も必要と思われます。

○アメリカでは幼児誘拐が頻発するため、根治の際に「個人識別の物」
　を根充する歯科医院もあると聞いております。

○もっと早い時期にコンピューターを導入し、記録の整理をすれば、
　もっと早く身元確認ができたと思います。さらに、全部そろってい
　る遺体はともかくとして、部分遺体は身元が判明しても即座に遺族
　に渡さず、ほとんどの身元が確認され、手足等の部分も誰のものか
　判ってから、遺族に渡した方がよかったのではないでしょうか。

○事態が大きくかつ複雑になればなるほど、指揮・統括系統が一貫し、全ての検体の全ての試料がすぐ揃うように、現場の出動医の登録、資料の整備を行う係員等を確実に交代要員も含めて決めておく必要がある。

○記載の方法や表現の仕方などはでき得れば各大学別ではなく法医学会法歯学会を通じて教育機関で統一できたらよいと思う。

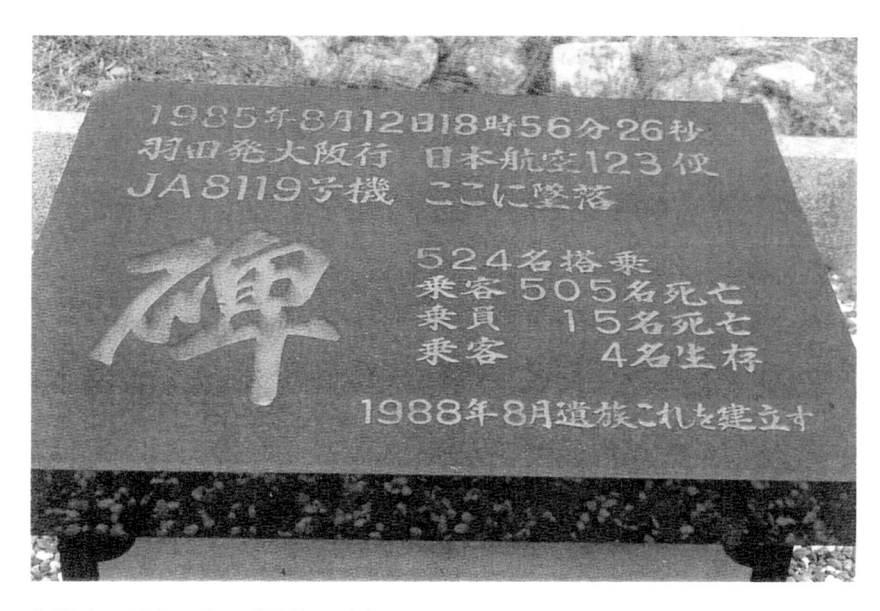

御巣鷹の尾根にある「遺族の碑」
日航機墜落事故の遺族により建立された

世界最大の惨事　日航機墜落事故

群馬県警察医会　警察歯科医　大國　勉

はじめに

　昭和60年8月に起きた「日航機墜落事故」は、乗員、乗客合わせて520人という航空事故史上最大の犠牲者を出す結果となりました。絶対に落ちないといわれていたジャンボ機だけに、その衝撃は大きく、世界中の人たちが注目するなかで「検視・身元確認」の作業が行われました。

　そして、最終的には、99.6パーセントという驚異的な「身元確認率」を記録することができました。

　あれからすでに30年以上の歳月が流れました。しかしこの事故は、何年経っても人々の記憶から消え去ることはないと思います。

■ 日航機の概要　＜事故の、およその内容＞

　真夏の、昭和60年8月12日、午後6時すぎ、羽田の国際空港を離陸した「日本航空123便大阪行き」は順調に上昇を続けましたが、高度24,000フィート（約7,300メートル）に達したころ、「ドーン……」という、不思議な衝撃音があり、その瞬間から機体は安定を失い、機内に白い霧のようなものがたち込めたと生存者たちは証言しています。

　ジャンボ機は、まもなく操縦不能の状態におちいりました。

　機長は、原因や状況がわからないまま地上に緊急信号「スクォーク77」を発信し、その直後から「死の迷走飛行」が始まったのであります。

　機首は、上下左右に大きく揺れて8の字を描く「ダッチロール状態」になり、32分間の迷走飛行を続けることになりました。乗客たちは、肉親などに向かって必死になっていろいろと「遺書」を書

き残しました。

　事故機は静岡、山梨、東京、埼玉、長野の各都県を迷走飛行したのち、長野県と群馬県の県境を越えた直後に、右に大きく旋回し、群馬県側のけわしい「御巣鷹の尾根」に激突して炎上しました。

　墜落直前のジャンボ機のスピードは、時速460キロと推定されています。墜落現場には機体の残骸や、離断した乗客の胴体や手足などが入り乱れ、一面に飛び散っていました。

　火は一晩中燃えつづけ、翌朝になっても、現場は煙におおわれていました。無惨にも引き裂かれた人々のからだは、焼け焦げ、炭のようになりました。

■ 生存者がいた　＜奇跡的に生き残った４人の生存者＞

　生死を分けた一夜が明けると、右方向に滑落した最後部の乗客のなかから生存者が発見されました。川上慶子さん、落合由美さん、そして吉崎博子さん親子の４人でした。しかし、ヘリポートもなく、救出は困難を極めました。

　現場が深い山岳地帯であったため、墜落現場の尾根に徹夜で「臨時ヘリポート」が造られました。まもなく遺体は毛布などに包まれた後、そのヘリポートまで運ばれました。そして、そこから藤岡市立第一小学校の校庭までヘリコプターで空輸されました。

■ 検死　＜警察が立ち会っての「死体の検査」＞

　検視会場となった藤岡市民体育館には、広い床の前面にビニールシートが敷きつめられました。そして、外部からは見えないように体育館の窓はすべて閉ざされ、黒いカーテンが張りめぐらされました。そのため、体育館内の気温は朝から40度を超える状態になりました。

　むせかえるような体育館の中は、もうもうと立ち込める線香の臭いと、人いきれ、それに、耐えられないほどの腐敗臭で異様な状

態になりました。

　運ばれてきた遺体は、ちぎれて肉片のようになっていても、頭部や、首の一部分があることによって「完全遺体」とみなされ、離断してよくわからない遺体は「部分遺体」として４ケタ以上の膨大な数で分類されました。

　検視作業は、警察官５～６名と、医師２名、看護師２～３名、歯のある遺体には歯科医師２名を配置して、これを「１グループ」としました。

　また、体育館内の検視場は、22 カ所で一度に検視できるようにし、大切な「歯科用レントゲン装置」も２台手配して、準備しました。

　検視は、最初に関係者一同が手を合わせ、遺体に深く一礼するところから始められました。

　毛布に包まれた遺体は柩からとり出され、シートの上にひろげられました。そして担当の警察官や看護師らによってウジや血液などがていねいに洗われました。

　どの遺体も激しい衝撃のために、胴体でひきちぎられ、頭部がなかったり、胴体や、手や足が切断されていたり、全身が真っ黒に焦げて性別も判定できないような悲惨な状況でした。

■ 身元確認作業　＜「誰であるか」を調べる、大切な作業＞

　前日から、一睡もしないで準備した一枚の紙が、大混乱の予想される現場でたいへん役立つことになりました。それは、「歯の記録」の方法をわかりやすく書いた「記載例」と、混乱が生じないようにつくった「用語の統一」の一枚の紙でした。

「歯の記録」は、中心部分に歯の所見の具体的な図を描き、その周囲に説明を加えた「オドントグラム」に、歯の所見を書く形式にしたものです。

　また、「用語の統一」は、難解な歯科用語を、参加したみんなによ

くわかるようにした紙です。

　そのほかにも、炭化していたり、歯が脱落していてよく判らないときには、「はっきりしない」、「不明である」などの用語を用いてください、とお願いの文書も書きました。そのため、みんなで協力し作業がすすみました。

■ 連日の猛暑の中で ＜暑さと多忙のため、倒れる人もいました＞
　検視、身元確認の作業は連日続けられました。

　１体の検視が終わると、次の柩が運ばれ、新たな検視班が配置されました。

　検視会場は関係者でいっぱいになり、連日が緊張の連続でした。

　県警の方針では、「夏であるため、現場の山から下された遺体は、どんなことがあってもその日のうちに検視する」というものでした。そのため、夜中になってもかまわず、検視・身元確認の作業が続けられました。

　遺体の状況は、日を追うごとに腐敗が進行し、白く動くもの（ウジ）が増えていきました。したがってウジ殺しを使ったり、水で洗ったり、一体の検視に時間がかかるようになりました。

　また、性別も年齢も、推定する手がかりのない遺体が増えていきました。

　もうもうと上がる線香の煙が体育館内に漂うなか、時おり、あたりの喧騒を引き裂くような遺族の悲鳴を聞きながら、毎日、はげしく、きつい作業が続けられました。そして、関係者全員が力を合わせたおかげで、「身元確認作業」は、混乱を起こすことなく順調に進められ、その年の１２月になって、ようやく終結することができました。感謝・感謝！

　上野村の山中深く、道もなく、寝るところもない危険な場所で、遺体の搬出にあたられた方々の苦労はたいへんなものでした。そ

して、検視・身元確認本部となった体育館のなかで働いた人たちも、よくぞ頑張りました。

　ここに犠牲者のご冥福をお祈りしつつ、感謝の意を表したいと存じます。

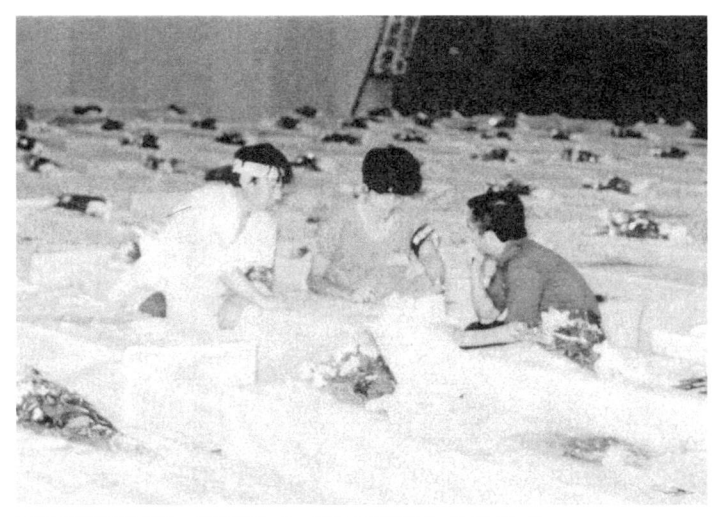

日航機墜落事故で活躍した「身元確認」の責任者
３人は、夜遅くまで熱心に働いた
左：大國勉氏、中央：橋本正次氏（現在の東京歯科大学法歯学・法人類学講座教授）、　右：飯塚訓氏

3-2. 阪神・淡路大震災

　1995（平成7）年1月17日午前5時46分、淡路島北淡町野島断層を震源とするマグニチュード7.3の地震が発生しました。この地震は1923（大正12）年の関東大震災以来の甚大な被害をもたらしました。淡路島、神戸市、西宮市、芦屋市などは震度7の激しい揺れに見舞われ、死者6,434名、重軽傷者43,792名の人的被害を受けました。

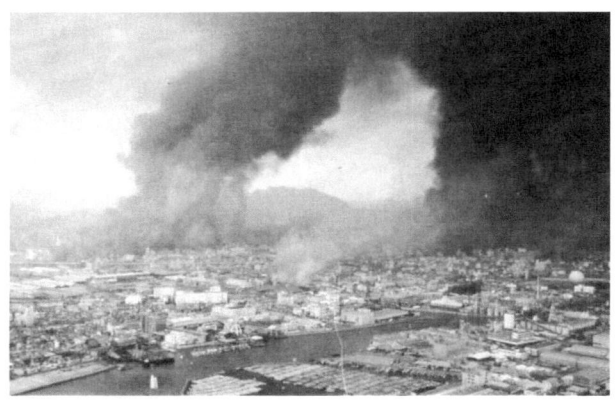

震災により起きた火災

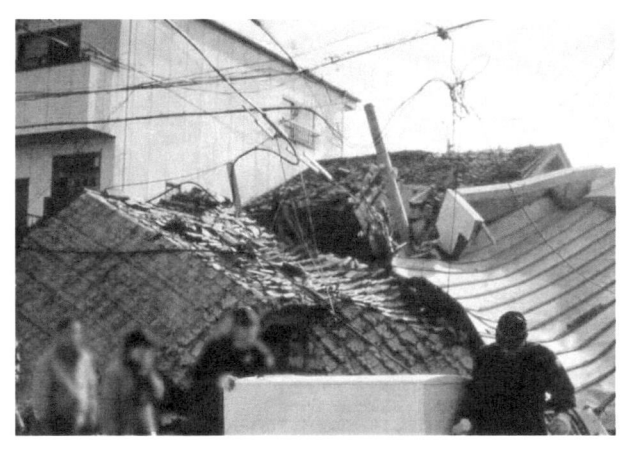

倒壊する家屋と被災者

兵庫県歯科医師会は、会長をはじめとする組織のトップ３名の尊い命を日航機墜落事故により奪われました。そのうちの１名は、現在兵庫県の警察歯科医である河原忍氏の父でした。事故当時、歯科医師であった河原は、群馬県の遺体安置所で身元確認作業を行いました。翌年の1986（昭和61）年、河原氏らの働きかけにより兵庫県歯科医師会には「警察歯科医会」が発足しました、地道な努力の積み重ねにより手探り状態であった組織は発展し、阪神・淡路大震災で大きな力を発揮しました。しかし、全国にある警察歯科医会のなかでは成長した組織であっても、阪神・淡路大震災においてはいろいろな問題点があり、歯科医師たちのさまざまな葛藤がありました。

　兵庫県歯科医師会警察歯科医会『大震災と歯科医療　阪神・淡路大震災からの報告と提言』に記載された歯科医師の声を一部抜粋したものを以下に掲載します。

■ ドライアイスで凍結されていた遺体

　1月20日：須磨署　遺体安置所須磨寺

　周辺の家屋も軒並み倒壊している須磨寺には満足な暖房器具などもなく、氷のように冷たい床の上にはいくつもの遺体が運ばれていた。身元が特定できずに検視を行うのはこのうちの５体。河原忍は、震災後初めてのこの出動で、思ってもみないことを経験する。傷みの進行を遅らせるためドライアイスでガチガチに凍結されていた遺体は、口を開けることすらできないのだ。「使い捨てのカイロを顔中にあて、ドライヤーで温めながら何とか口を開くような状態でした。ずいぶん手間取ってしまい、５体の検視に結局２時間を費やしました」と河原。次回からはあらかじめドライアイスを除去し、遺体を温めておいてもらうことを警察に依頼。あわせて、対策本部では検視の際の携行品にカイロとドライヤーを加えることを申し合わせた。

■ 燃えた歯を捜してからの身元確認

1月24日：長田署　遺体安置所村野工業高校体育館

「長田の場合は圧死に加え火災で亡くなった人が多く、骨や歯だけしか残っていないこともありました」と河原。遺体が焼けてしまっている場合は血液鑑定やDNA鑑定が難しく、身元の特定には歯が何よりの頼りになる。「その大切な手がかりとなる骨や歯の収容も長田では困難を極めていました。焼け落ちた家屋の下で自衛隊員らが燃えかすを少しずつふるいにかけて、行方不明者の骨や歯がないかと探していくわけです。」

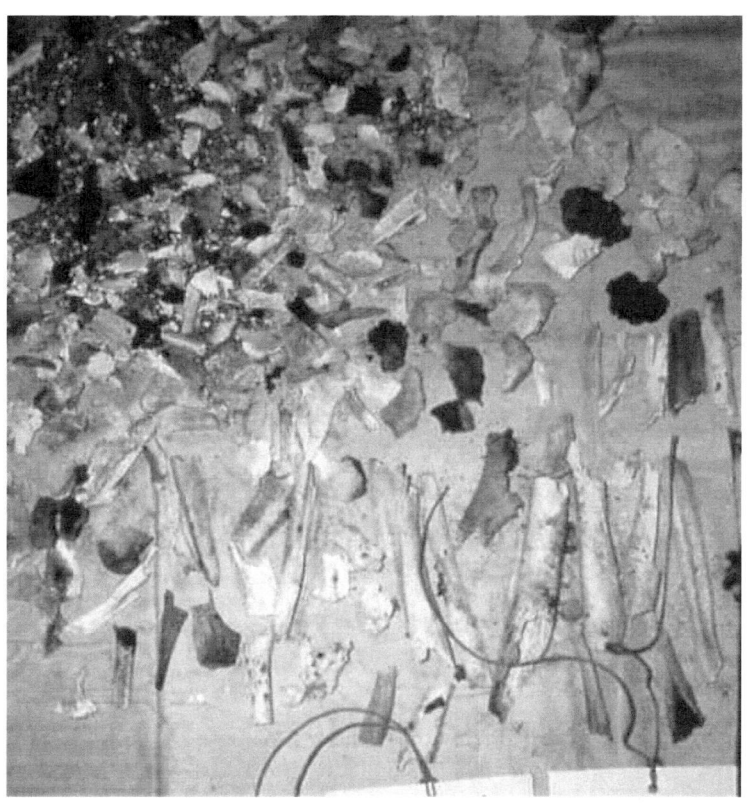

回収された多数の焼けた骨片

■ 交通手段の確保

1月25日：灘署　遺体安置所王子スポーツセンター

住谷道夫は対策本部をバイクで出発し、対策本部からの1チームは車に乗り込み、王子スポーツセンターに向かった。遺体安置所となっていた剣道場には、当初の連絡より少ない12の遺体が横たえられていた。圧死がほとんどであった。前もって遺体を温めておいてくれこともあり、先に到着した住谷は、歯科所見採取の作業は比較的スムーズに進みつつあった。しかし、応援部隊の乗った車は右にも左にも前にも後ろにも進まない渋滞に巻き込まれ、到着したのは会館を出てから5時間後であった。「パトカーを差し向けてもらえばよかった」。彼らが到着した時には、すでに検視は終わっていた。「それからますますバイクが手放せなくなりましたよ」と住谷は苦笑いする。

第3章

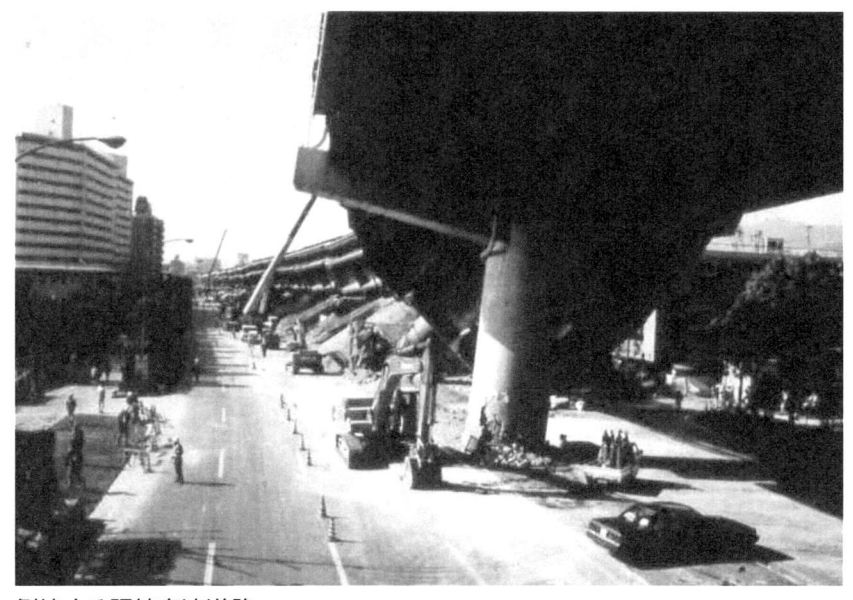

倒壊する阪神高速道路

■ 生前資料のカルテやレントゲンが取り出せなかったり、焼失して しまったり

　震災後、城崎署の河原忍は自分たちが役立てる場を増やしてほしいという思いをさらに強くした。「全国で1年間に発見される身元不明遺体はざっと2200体。そのうち身元が判明するのはせいぜい6割程度で、残る遺体は誰に見とられることもなく、ひっそりと葬られていくんです。そういう人を一人でも少なくするために、僕たちをもっともっと利用してほしい」そのための課題もまた、今回の震災で浮き彫りになった。

「身元確認は歯科での治療の際のカルテやレントゲンが大きな手がかり。しかし、今のところは保存期間もまちまちだし、今回のような災害が起こった場合、カルテが取り出せなかったり、焼失してしまったりというケースもあった。どこかにまとめてコンピュータ化して保存するなど、情報がいつでも得られるシステムを作っていくことも考えていかねばならないでしょう」

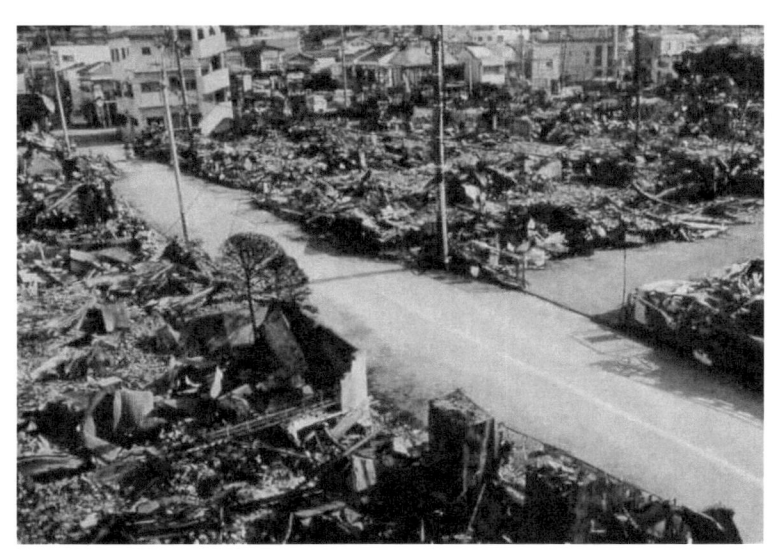

震災後の火災現場

警察歯科医である小林正和は、今後このような災害が発生した時の対応に危惧を抱く。「今回何より苦労したのが情報網の確保と交通手段の確保。これをどうするか。例えば、無線を使うことも考えていかなければならないし、非常時にどういう移動手段を取るのがいいのかも探っていかなければならない。ただ、まずはいざ非常事態が起こったときにどう対応するかという申し合わせを日頃からきちんとしておくことが必要。いつ災害が起こってもいいように、早急に備えを進めていかなければと思います」

〈悲しみを明日の課題に〉

この震災で学びとったすべてを無駄にしまいと、原点は、今も変わらないが、その日はすでに未来に向けられている。

第3章

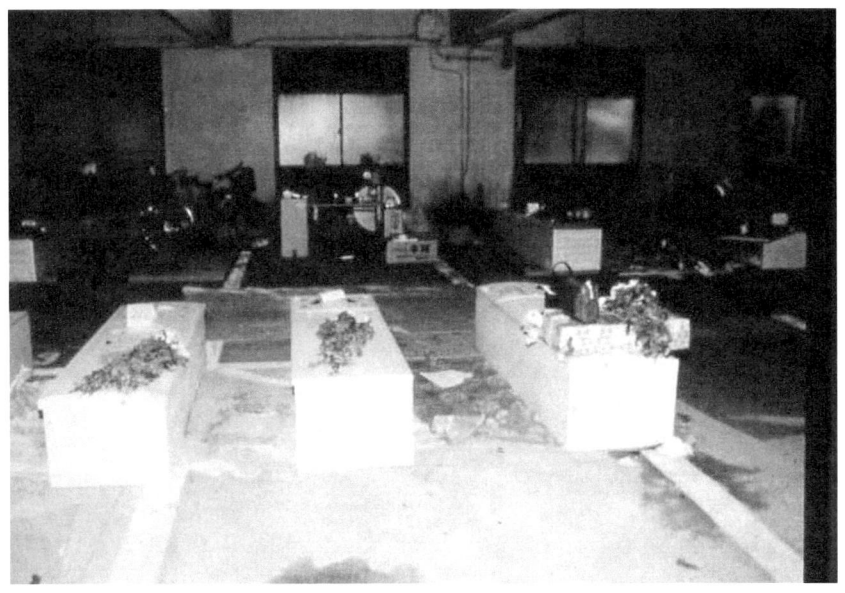

遺体安置所に並べられた棺

人間の尊厳を思う　阪神・淡路大震災

兵庫県警察歯科医　河原　忍

　JUMP の立ち上げ及びブックレットの発刊、心よりお祝い申し上げます。

　警察歯科医を排命して 30 年が経過し、その間さまざまな事件・事故を経験してまいりました。日航機墜落事故・阪神淡路大震災・JR 福知山線脱線事故・阪急航空ヘリ墜落事故と、私ども兵庫県警察歯科医会は現在まで 1,900 体余の身元確認（阪神淡路大震災・東日本大震災を除く）の検死を行ってまいりました。

　私は、日本歯科医師会警察歯科検討委員会にて 6 年間務めさせて頂きましたが、その間　多くの問題を検討し、提言させていただきました。全国の都道府県における警察歯科医会の名称統合・警察歯科医の身分保障問題・デンタルチャートの全国統一・データベース化への取り組み・組織の司令塔をどの様にするかなどの多くの課題が浮上して、意見統一にたくさんの時間を費やし、あまり成果を見なかったことを反省しています。

　全国都道府県歯科医師会によって予算規模の差が有り過ぎ、やはり本組織の安定維持を図るには政府及び関係省庁の協力、都道府県行政の理解を得ることが大切と考えます。

　さらに今後は、歯学教育機関すべてに法歯学講座を開設し、法歯学知識の向上又法歯学者の養成が急務と考えます。東京歯科大学の教授であった（故）鈴木和夫先生に昭和 61 年にご講演を頂いた時のお話が鮮明に蘇ってまいります「法歯学は法医学の一分野である」とのお話、現在では法歯学は独立した分野として口腔領域の身元確認を行うべく組織化しなければならないと考えます。死因究明は法医の先生方にお任せして、我々歯科医師は人間の尊厳を常に心して身元不明遺体の同一人特定に努めるべきと考えます。

犯罪に関わる捜査協力においても身元特定が成されなければ事件解決に結びつきません。「歯科所見による身元確認」は、歯科医が臨床の場以外で唯一国民の皆様に奉仕できるものであり、警察歯科医の職務と自負しています。東日本大震災以降、政府もわずかながら理解を示して頂き、時限立法ではありますが、死因究明法案の条文には歯科医師という言葉が多く明記されるようになり感激に堪えません。

　今後は、多くの先生方が人間の尊厳を思い使命感を持って警察歯科医の職務を遂行して頂く様に、国及び行政のご理解と全国歯科医師先生方のご協力を心より願っています。

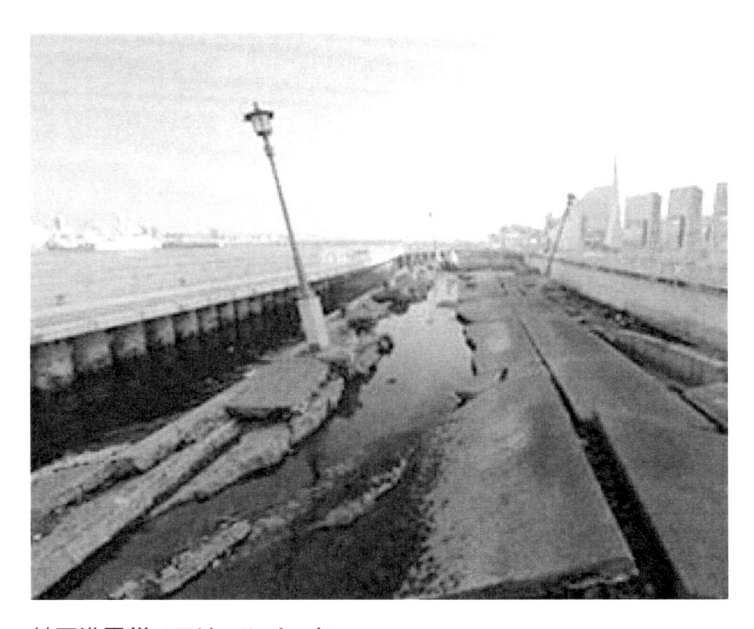

神戸港震災メモリアルパーク
波止場の一部が、阪神・淡路大震災で
被災したままの状態で現在も保存されている

3−3. 東日本大震災

　2011（平成23）年3月11日14時46分、宮城県牡鹿半島の東南東沖130km付近の三陸沖を震源とするマグニチュード9.0の東北地方太平洋沖地震が発生しました。東日本大震災における人的被害は、2016（平成28）年2月10日現在、死者15,894名、負傷者6,152名であり、いまだに2,562名の方が行方不明となっています。

　発災後間もない時期には、被災地では警察・消防・自衛隊・そして被災者である地元の方々自らの手によって、人命救助や救援活動が行われました。その傍ら、避けて通れなかったのが多数のご遺体の発見および収容です。東日本大震災では、津波や家屋の倒壊により、顔に損傷がある場合や自宅から離れたところで発見される場合など、すぐに身元を確認できないご遺体も多くありました。私たち歯科医師の使命は、ご遺体の身元を間違えることなく、ひとりでも多くご家族の元へお返しすることでした。

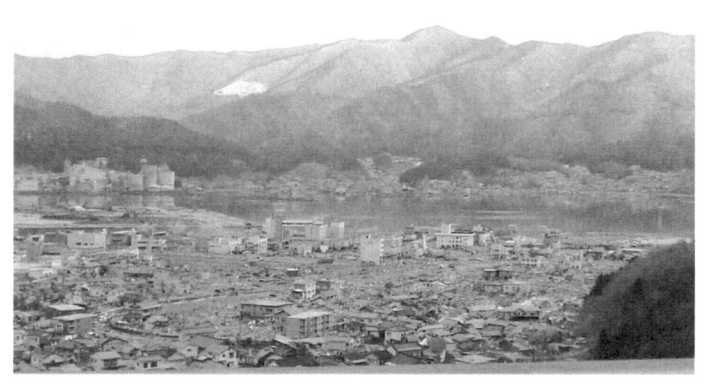

2011年 3月13日　岩手県陸前高田市の様子

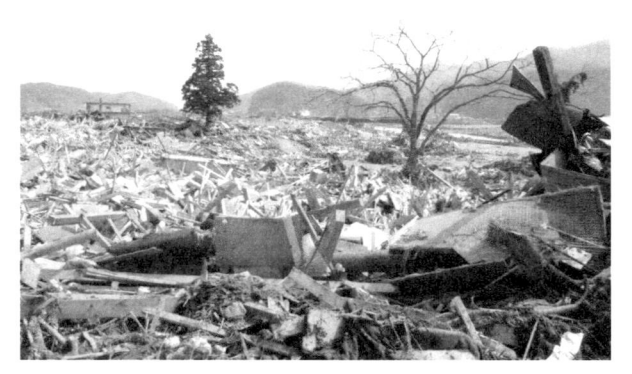

検案所に向かう警察車両から見えるのはがれきの山ばかりでした

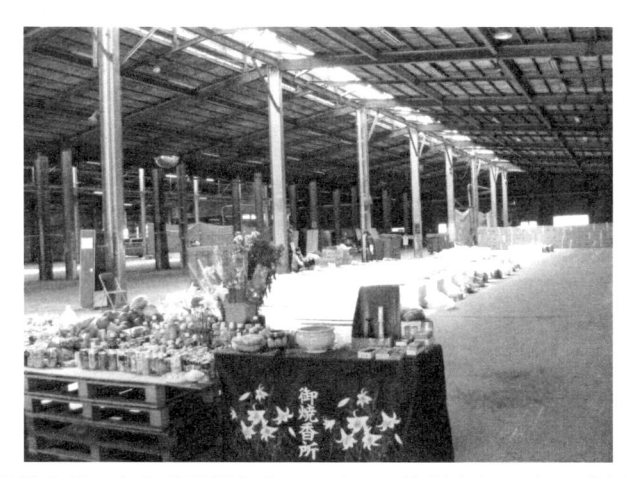

身元確認作業を行った歯科医師たちは、次々に搬送されてくるご遺体を前に必死な思いで歯科所見を採りました

　JUMP のメンバーは全員、岩手県あるいは宮城県の遺体安置所で身元確認作業を行いました。福島県では、原発事故の影響により、日本法医学会および歯科医師会からの女性歯科医師の派遣はありませんでした。

　私たちが5年前に感じたこと、そして今感じている想いを記載します。

熊谷　章子　　　　岩手医科大学口腔外科

派遣時期：2011. 3月〜6月

■ 不十分な自身の備え

　発災時、私は岩手医大附属病院にいました。幸い建物に大きな被害はなく、患者さんの安全を確認し、その後の行動について、病院側の指示を待っていた時、臨床実習中の学生と、「大津波が来たらどうしよう。」「大丈夫ですよ先生、津波は来ませんよ。」などと話したのを覚えています。その学生は、その半年前に行われた岩手県歯科医師会主催の大規模災害訓練にも参加しており、まさに現実となった大地震直後にしては、あまりにも呑気な会話です。

　岩手県内は全域停電で、その時点で沿岸に多くの犠牲者が出ている事実を知る手段はなく、ラジオの情報すら二転三転していました。家に帰って、崩れ落ちた家財を片付け、反射式ストーブの前で、警察歯科委員の主人と愛犬と共に、毛布をかぶって寒さを凌いでいた時、岩手医大法医学講座の出羽教授から携帯電話にメッセージが入りました。携帯電話が全く通じない最中の着信、まさに奇跡でした。内容は「津波によって、多くの死者が出た模様。明日からの身元確認作業に協力をお願いすることになると思います」。

　翌朝、主人はすぐに岩手県警へ、私は大学へ向かいました。教授、准教授に、沿岸でその活動を行いたいことを伝え、許可を得、昼前には、県警、警察歯科委員のメンバーと共に沿岸の遺体安置所へと向かっています。剖検室や県警の安置所での歯科所見採取は何度も経験があり、県警との災害被害者身元確認訓練にも毎年参加しているものの、これほど多くの遺体を前にしたのは初めてで、環境はもちろん精神的な要因もあってか、あまりにもいつも通りの作業ができないことにショックを受けました。しかし、この日の衝撃は、まだ軽いものです。

発災４日目、この日向かった遺体安置所は、隣が避難所でした。隣接するトイレは、ライフラインの寸断によって、劣悪な状態になっていました。その時私は、被災していない我々が、被災地のトイレや水を使用することで、さらに状況を悪化させてはならない、と思い、その後の出動時も、現場ではもちろん、移動中の車内でも、なるべく水分を取らないように心がけました。この日は、自宅から持参した昼食を摂るのも申し訳なく、県警の車内で身を屈めて食べました。

■ 思いがけない想定外

　このころ、岩手県の死体搬入数はまさにピークで、死体数が増えるにつれ、法歯学者、警察歯科委員だけでは追いつかず、歯科所見採取のためのボランティア歯科医師が必要となり、地元はもちろん各県から派遣歯科医師が訪れ、過酷な作業に従事しています。デンタルチャートなど作成したことがないボランティア歯科医師は、私にあれこれ言われながら、相当大変な思いでその日を乗り切ったと思います。

　この発災４日目は、１体のデンタルチャートを仕上げている間に、その横に自衛隊の方々によって３体４体と遺体が運ばれ、安置所となった体育館はあっという間に足の踏み場がなくなりました。警察の方に、医師による検案が間に合わないから、先に歯科所見を取るように指示されましたが、火災現場から発見された遺体が多く、顔面はすっかり炭化しており、触っただけでも崩れてしまいます。この時点では、検案前に我々歯科医師が歯科所見採取のために死体を損壊してはいけない、と信じていたため、そのような遺体の歯科所見採取は後回しにしてしまいました。今となっては、何でそんな躊躇をしたのだろうと、悔やまれてなりません。恐らく、我々が後回しにした遺体は、その後に歯科医師の手で検査がされないまま、茶毘に付されたことが予想されます。実際、岩手県で未だに身元が判明しない遺体のほとんどが、初期の段階で発見された焼損死体です。そのほとんどは、歯科所見が採取されていません。

　多数の死体が搬入される時期というのは、発災数日後から１週間ぐらいで、その後は搬入数も安定し、作業も落ち着いてくるものなので

す。だから、このころに急いで作業を進めることはなかったのです。そして、歯科所見採取が済んだ遺体か、まだしていないかをはっきりさせ、未採取の遺体は、翌日、翌々日の歯科医師がしっかり行えるような環境を、警察と連携して作るべきでした。なぜ、あの時それができなかったのか、それは、私自身の大規模災害での活動に関する知識不足であったと、大いに反省しています。早く遺族の元へお返ししたい、という気持ちももちろんでしたが、その当時の我々は、この4日目の状況がいつまで続くのであろうと、恐怖さえ感じていたため、焦りがこのような事態を生んでしまったことは否めません。

　これとはまた別な状況から、本来の仕事に従事できなかった法歯学者も少なくありません。日本においては、このような、まさに緊急事態である大規模災害の時こそ、歯科所見による身元確認が有用であり、どんな混乱の最中でも、後の照合作業のために、十分な歯科記録が取れるよう、環境を整え、警察歯科医師、ボランティア歯科医師をコントロールするのが法歯学者ではないかと信じていました。だから私は、翌日には被災地に向かい、ボランティア歯科医師の作業をサポートし、照合に使えないような記録をしないように注意をしていたつもりでした。残念ながら、この行動も、後に決して良くは言われていません。当時は、「カルテが流されているのに、無意味な活動している」とも言われました。本当に専門家が必要な、多数死体搬入期に、大いに力を発揮できなかった日本の法歯学者は、非常に残念であったと思います。

　なぜこのようなことになってしまったのか、それは身元不明死体における歯科的個人識別の重要性が、あまりも中途半端な形で一般歯科医師をはじめ、その他の関係者に理解されていた、ということが要因と考えます。平時と大規模災害時の作業は異なるものの、目指すところは同じです。それまで大規模災害時の歯科医師の対応を訴えてきた法歯学者の力が発揮できなかったのは、今まで現場での作業ばかりが注目され、その後の照合作業に関しては、歯科医師や災害での活動に関わる者に、十分な教育、指導、訓練が行われていなかったからでは

ないでしょうか。そのことが十分知られていれば、当時の現場での作業は、もっと詳細なものに変わっていたでしょう。つまりは災害時対応のシステムがあまりにも未完成であったことに繋がります。

　私自身の行動を振り返っても、発災直後の危機感のなさ、現場での脆弱な対応など、反省すべき点があまりにも多い、だから同じことを繰り返すことがないように、地盤固めをしたいところなのですが、あの出来事が既に風化してきている今、その活動を理解できない者によって阻まれているのは事実です。

　法歯学関係の、海外からの協力拒否も残念でしたが、確かに、あの混乱の時点で、日本語が通じない専門家が来たところで、果たして現場は対処出来たでしょうか。日本が変わるためには、是が非でも早く遺体を遺族にお返しして荼毘に付す風習や、都道府県によって異なる独特な方法、個人情報保護の問題など、多くのハードルを乗り越えなくてはいけません。しかし日本は重大な経験をし、多くの後悔と教訓を得たのだから、今こそ、独自の文化を守りつつも、少し柔軟かつ確固たるシステム構築が求められます。東日本大震災直後から言われていることなのに、近年の災害時の対応を見ると、同じことを繰り返しているように見えます。全く進んでいないわけではないでしょうが、日本はもう少し急いだ方がいいのでは。

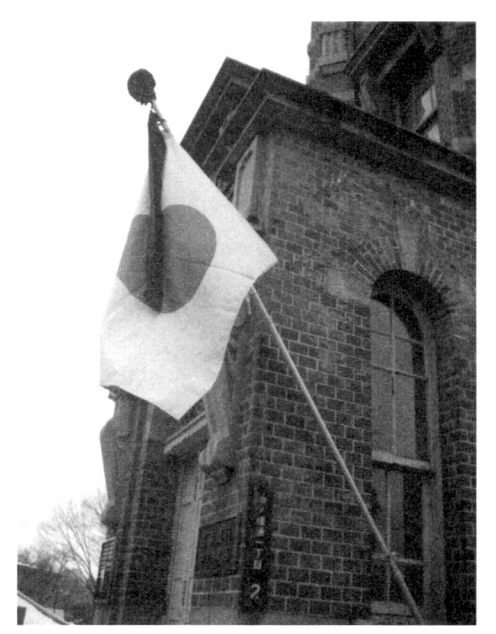

2012年3月11日 岩手銀行旧本店本館にて
私たちは永遠にあの日を忘れない。

■ 3月11日　発災

　東日本大震災の起こった2011年3月11日、私は千葉大学法医学教室の大学院3年生を終えようとしている時期でした。論文のデータを集めるために、CTのワークステーションに向かって作業している最中に大きな揺れを感じました。かなり揺れるなとは思いましたが、地震は珍しいことではないですし、すぐおさまるだろうと思い、画面に集中していました。「逃げなきゃだめだよ！」と呼び掛けられ、あわてて外に連れ出されました。

　揺れが治まってから教室に戻り、教授がテレビをつけましたが、日本地図の太平洋側が津波の警告で真っ赤に縁どられていたのを覚えています。そして間もなく津波が襲ってくる映像が流れました。津波がこんなになにもかも飲み込んでいくものだと知りませんでした。まるで映画のCG映像を眺めているようでした。

■ 3月12日　派遣要請「今夜出発できますか？」

　発災翌日の土曜日、歯科医院でアルバイトをしていた私は、大学院の指導教官であった斉藤久子先生より連絡を受けました。

「被災地での身元確認作業の要請が出るかもしれない。今夜出発でも出動できますか？」

　当時実家から離れ、大学の近くで独り暮らしをしていた私は「今夜出発とは随分急な話だな……」と思いつつも、家を空けて特に困ることもないので「行きます」と即答しました。

　でも、その時家に留まって守るべき家族がいたら、私はどんな選択ができたでしょう。あれから5年がたった今、ニコニコしながら歩いてくる1歳の娘を眺めながらたまに考えることがあります。今この瞬間に地震が起きて、また大勢の身元不明者が出るような事態が起きてしまったら、私はこの子を置いて「被災地に行く」と即答できるのでしょうか。

大切な家族がいるにも関わらず、まだ余震が続き自分の命も保証されていない被災地での身元確認作業に発災直後から参加された先生方は、究極の選択を迫られたと思います。もし5年前、私が歯科医師であると同時に母親であったら、被災地における身元確認作業への参加は、生半可な使命感だけで決断できることではなかったでしょう。

■　ひとりでも多く家族のもとへ……

　3月13日、岩手県陸前高田市に到着しました。私は陸前高田市を訪れるのは2回目でした。大学時代の友人が陸前高田市の出身で、夏休みに遊びに行ったことがあったのです。我々が検案を行う米崎中学校に行く前に、同じく検案所として使われていた小学校に立ち寄ったのですが、見覚えがありました。この小学校は高台にあり、津波の被害を受けていませんでしたが、そこから見下ろす風景は、大学生の時に訪れたのと同じ場所だとは思えませんでした。その場では、聞くのが怖かったのと、電波がなかったこともあり、友人に連絡することはできませんでした。

　昼過ぎになってからようやく米崎中学校に到着し、検案を開始しました。体育館の中央から卓球台で仕切り、奥側を検案所として使用しました。入口側は検案を終えたご遺体の顔だけ出した状態で、被災者の方が家族を探せるように解放されていました。

　ご家族を見つけた遺族が漏らす嗚咽の中での作業は、本当に心が痛みました。でもそれ以上に、私たちが歯科所見を採っているご遺体は、家族に見つけてもらうこともできずにいるのだと思うと、早く歯科所見を採って、ひとりでも多くご家族のもとに帰れるようにしなくてはと思いました。

　作業中トイレに行きたくなることがあり、体育館の入り口横にあるお手洗いに行ったのですが、入り口には家族を探しに来た被災者でごった返していて、用だけ済ませて（当然水は流れないのですが）そそくさと体育館の奥に戻ろうとすると、中年女性が白衣姿の私に「ご苦労様です」と声をかけてくださいました。おそらく家族を見つけるために必死な思いであちこち体育館を回っているのでしょう。電気もシャ

ワーも使えるホテルに寝泊まりし、食べ物も十分にあり、警察車両で送り迎えしてもらいながら作業をしている私は、なんだか申し訳なくて、この女性に何と言葉をかけていいのかわかりませんでした。ただ深くお辞儀をして、その場を立ち去ることしかできませんでした。

　私は、あの方のご家族も歯科所見を採ることになっていなければいいがと思いながら、黙々と歯科所見を採り続けました。

　帰り際、体育館を振り返るとたくさんのご遺体が静かに並べられており、つい2日前までは中学生が元気に体育の授業や部活動で使っていた体育館なのにと思うと、自然の力の恐ろしさと、人間の命の儚さを感じました。

■ 悔し涙

　検案所では、日を追うごとに遺体が増えていきました。自衛隊の方々がどこかの建物内を一斉捜索した時には、一気に遺体が運ばれてきました。これまでの人生で、トラックの荷台にたくさんの遺体が重ねられて運ばれてくる状況など、想像したこともありませんでした。

　遺体の収容が増えると、心のどこかで焦りがでてきました。遺体は次から次へと運ばれてきますが、歯科所見は見落としのないよう確実に採り、正確に歯型図に再現しなくてはいけません。通常の身元不明死体の歯科所見採取方法ですと、かなりの時間を要し、その間にどんどん身元不明死体が増えていくように感じられました。日本には、多数遺体に対応できるような大規模災害時の歯科所見の採り方が定められていないのです。

　しかし通常のやり方ではあまりにも時間がかかるため、災害対応の迅速かつ正確なやり方を考えて効率化を図ろうとしていた矢先、教授が法医学会より連絡を受け、翌日作業を終えたら全員一度帰ると伝えられました。

　それを聞いた時、私の頬には思わず涙がこぼれ落ちました。次々と運ばれてくるご遺体を後にして帰るなんて。この数日間で何人の身元を特定できたのだろう。この体育館だけでもまだこんなにたくさんの

身元不明遺体が家族に見つけてもらえずに並んでいるのに。もっと手早く、確実に身元確認できる方法が日本にあれば……。

　あまりにも多くのご遺体を前に、無力な自分が本当に情けなくて、悔しくて、やりきれない思いでいっぱいでした。

■ 歯からの身元確認の理想と現実

　私は、日航機墜落事故における検視・身元確認本部の歯科医師団総括責任者として御活躍された群馬県警察医の大國勉先生に憧れて、法医学の道に進みました。520 名というたくさんの乗客が犠牲となりながら、518 名の身元が確認され、その確認のために歯科所見が非常に役に立ったということに深い感銘を受けたのです。

　実際自分が法医学の世界に足を踏み入れ、たくさんのことを学ばせていただきましたが、この震災での経験が、最も「日本の身元確認」の未熟さを思い知らされる出来事でした。

　身元確認方法が全国統一されていないなどの問題以前に、平時からかなり腐敗した遺体でも「顔貌確認」をしているのが現実です。東日本大震災での身元の取り違えも、報道されている以上に多くあったはずです。

　30 年前の日航機墜落事故が記録された「墜落の夏」という本の中で、著者の吉岡忍さんがこのように述べています。

　「現代テクノロジーの塊であるジャンボ・ジェット機の墜落によって露呈したのは、技術の脆さであると同時に、安全神話に依存しながら合理的に暮らしているはずの日本人の、このアイデンティティーについてのあいまいな意識でもあったように思われた。」

　30 年前から身元確認に対する国民の意識も、その手法も、少しも変わってはいないのです。

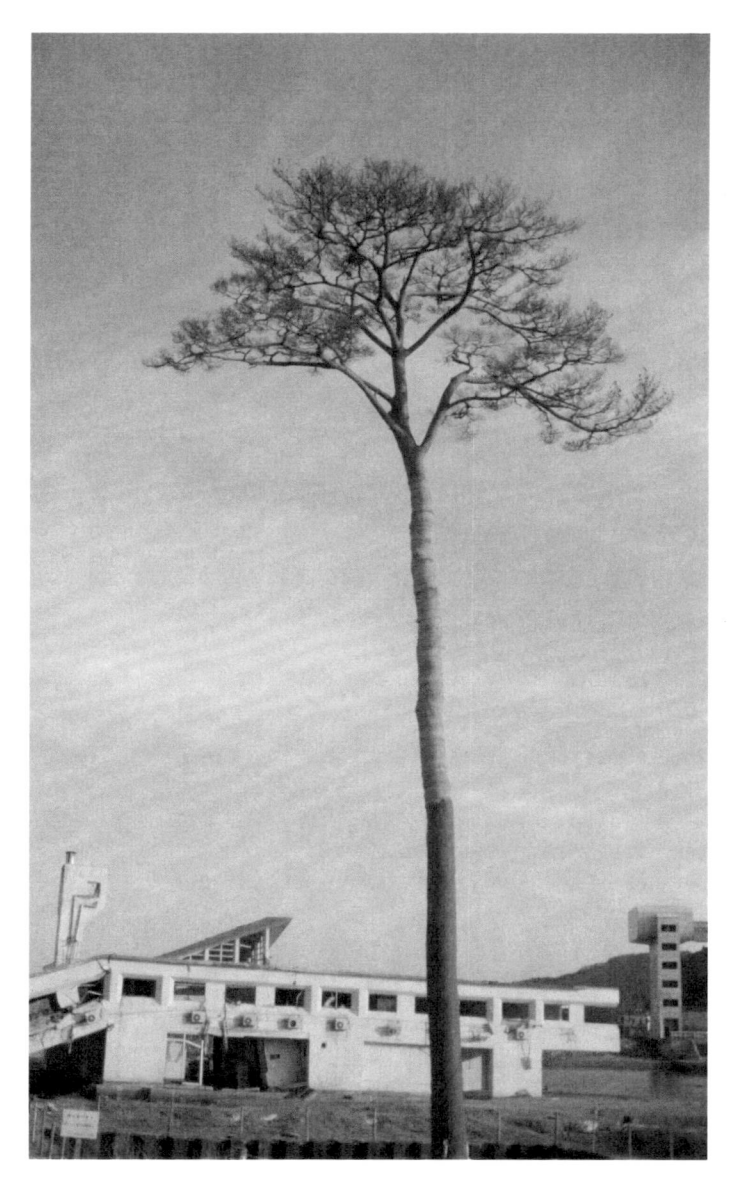

「奇跡の1本松」（保存作業前）
350年にわたり植林されてきた約7万本の松の木はこの1本
を残し、すべて津波によりなぎ倒された。

斉藤　久子　　　　千葉大学医学部法医学
派遣時期：2011.3.13～3.16

■ 遺体安置所の中に響く嗚咽

　日本法医学会の派遣で、岩手県陸前高田市の遺体安置所である米崎中で、歯科所見採取を行うことになりました。警察官の行う検視が終わり、医師による検死が終わったあと、同僚の女の先生と一緒に歯科所見採取を行いました。広い体育館は、卓球台で仕切られていて、卓球台の後ろではご遺体の検案が行われていました。ご遺体は、必要な調査が終わると、白いビニール袋で包まれましたが、顔だけは見えるようにされていました。行方不明となった家族を捜している人たちが、決まった時間に巡回して、多数のご遺体の顔を見ながら、自分の身内を捜していました。卓球台の後ろで作業を行っていましたが、複数の人達の嗚咽が聞こえてきました。「このご遺体の中で自分の家族を見つけたのだ」と思うと、心がとても痛みましたが、作業を続けました。体育館の中に響く悲しい声は一生忘れられません。

■ 安らかな顔をした子供の死体

　派遣1日目の時点では、がらんどうだった体育館も、3日目には死体で一杯になりました。その中には、1人だけ子供の死体があったのです。5歳か6歳ぐらいでしょうか。検視が終わると、遺体安置所内に並べられます。行方不明になった自分の家族を捜す人たちが、多数のご遺体の中から自分の家族を見つけ、特定された場合は、そこで「身元判明」となり、体育館の壇上へ移されました。今日で派遣が終わりという日に、同僚の男の先生が「あの男の子はまだ分かっていないんですね」と話しかけてきました。私もずっと気にかけていたので、「あ～、この先生も気になっていたんだ」と思い、「きっと、この体育館の中にお母さんがいるんですよ」と答えました。その子供とその子のお母さんはきっとこの体育館の中で一緒にいるはずだと思いたかったのです。その時、自分が被災地へ行く前に、自分の子供と別れた時のことを思い出しました。小学二年生の子

供が「お母さん、死んじゃうの?」と聞くので、私は「死ぬわけないでしょ。尚くんがいるのだから、お母さんは絶対に帰ってくるよ」と答えましたが、この子のお母さんもきっと同じことを思ったのだろうと思うと、「私のこの重い気持ちは一生続くんだろうなあ」と思います。

■ 大変だった女子トイレ

　警察の車で被災地へ向かったのですが、警察の車は特別車両なので、通行止めになった高速道路を走り、目的地へと向かいました。途中、インターに寄って、おにぎりなどを購入しましたが、がらがらのお店で、店内にいるのは警察官と私達だけで、おにぎりやパンなどが沢山並んでいるのが不思議な感じでした。

　阪神・淡路大震災で派遣された医師の人から聞いていました、「とにかく、トイレが大変!水洗トイレも流れないから本当に大変だよ」と。高速道路内のパーキング内の女子トイレを利用しました。水洗トイレでしたが、水が流れません。また、手を洗おうとしましたが、やはり、水が出ません。「あ〜、こういうことなんだあ」と思いながら、パーキングを後にして、車に乗り込み、目的の岩手県へ向かいました。

　遺体安置所の女子トイレも同様で、派遣1日目にはトイレに行きましたが、パーキングよりも状況は酷いことになっており、翌日からは水分をあまりとらずに、トイレに行かなくていいようにしました。ティッシュだけはゴミ袋内に捨てるようになっていましたが、もっと早い段階で、水で流すようにするか、対策を練っておくべきであったと思いました。

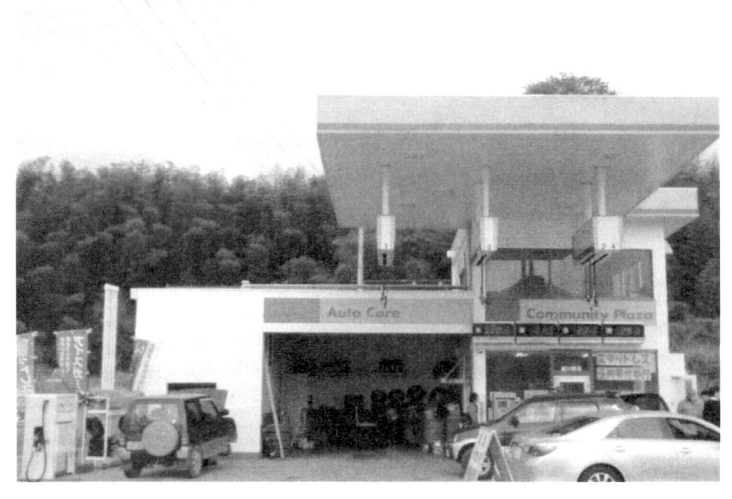

2011年11月5日
被災したようにはみえないガソリンスタンド

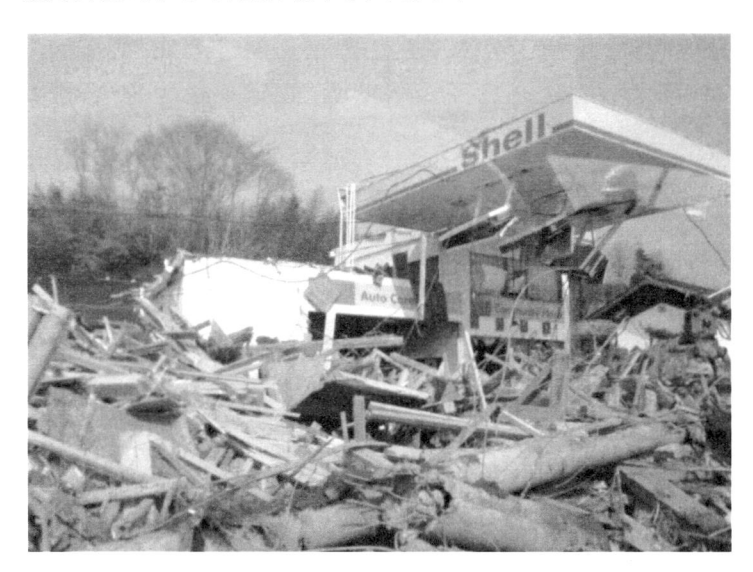

2011年3月13日
上の写真と同じガソリンスタンド

大林　由美子　香川大学医学部歯科口腔外科
派遣時期：2011.5.7〜5.11

■ 記号から名前を取り戻すために

　あなたは死んでから、自分の名前を誰にもわかってもらえないって想像したことはありますか？

　大切な人を失った方の疼くような心の奥、大切な故郷、思い出をなくされた方の痛いような哀しみを想うと、私の短期間の経験は取るに足りないものです。私は被災地で個人識別作業を担当しました。一人でも多くの身元不明のご遺体を家に帰らせてあげたいと願う気持ちが強くなったあの時のことを記録しました。

■ 2011年3月11日香川

「僕は大丈夫です」当時横浜で勤務していた同僚の医局員から突然そんな電話が医局にありました。何故そんな電話があったのか、正直言ってその時は解りませんでした。夕方テレビを見て、ただただ今まで感じた事のない張りつめた不安に押しつぶされそうだという人が香川では大勢いました。次々に起こる災害に、立て続けに流れてくるニュースに、居ても立ってもいられない気持ちになり夜遅くまで同僚と話をしていました。

■ 3月12日

　大学入試の面接官が当たっており、各面接官が朝集合しました。救命救急の教授も担当の予定でしたが、震災後すぐに DMAT で被災地に駆けつけたとのことで滅多にない面接官の人員の変更がありました。

　この日かどうかはっきりと覚えておりませんが、被災地で個人識別作業に携わる歯科医師を募集しているという噂を聞きました。その時に何故かフッと、行かなくては、と思いました。私は腰掛け程度に仕事すればいいやという生き方をしていた20代の終わりに、歯科医師になろうと志し34歳で歯科医師になりました。開業されておられ時間の調整が困難な歯科医師やご家族に心配をかける事が難しい歯科医

師は多いと思います。大学勤務の私は、仕事は誰か他の先生にお願いしよう、きっと教授も同僚も行ってきてもいいと言うだろうしと、そう思い込みました。それまでに香川大学でも地元の身元不明のご遺体の個人識別作業に時々携わっていましたので、すべてはここで被災地に行くように運命づけられていたのかもしれないと、思ったのかもしれません。

　しかし1か月たっても何の音沙汰なく、もう派遣要請はないのかと当初の意気込みがしぼみつつあった4月下旬ごろに日本歯科医師会から香川県歯科医師会に連絡がありました。慌ただしく打ち合わせをし、必要な物品の準備をしましたが、その頃は被災地の情報が錯綜しており、何が必要か十分な情報が不足していました。ゴールデンウイークが終わろうとしていた時期に私を含めた香川県歯科医師会から4人がようやく岩手に出発しました。

■ 香川から岩手へ

　高松から羽田への飛行機はビジネスマンや旅行客で満員のいつもの機内だったのですが、羽田からいわて花巻空港への臨時便に乗り込んだとたんに、様相が一変しました。日本赤十字から派遣された医療スタッフと私たち4人とボランティアの数人を含め作業着姿で機内が埋め尽くされていました。

　地震と津波から約2か月経過していても盛岡のホテルの灯りは半分に落とされ、ロビーも部屋も薄暗い状態でした。朝早く薄暗いロビーにカイロを背中とお腹に貼って集合し、各地に分散して出発しました。明け方に起きた震度4の余震で私は飛び起きたのですが、誰もそのことについて話題にしていませんでした。私達の車は岩手県警の警察官2名、法医学会から医師1名と歯科医師1名、香川県歯科医師会から歯科医師2名の合計6名でした。岩手県警の警察官の運転で数時間かけて釜石の遺体安置所に向かいました。道中すれ違うのは見たこともないたくさんの自衛隊の緊急車両や全国からの震災支援の警察車両でした。自衛隊勤務の同級生から聞く、「有事の際、、、」という単語

に、かつて違和感を感じたのですが、私が見た時の岩手はまさに有事でした。

　途中の遠野のみちの駅に「生きる希望をありがとう」と地元の中学生が書いた看板が立てられていました。近づくとそれぞれの文字が小さな文字で書かれた感謝の気持ちで埋め尽くされていて、胸が張りつめてくるのを感じました。

■ 個人識別作業

　広い工場を利用した遺体安置所に整然と並べられた100基以上の棺が目に飛び込み、思わず合掌しました。身元が確認された棺には故人の遺影やお別れのたくさんのお花やお酒などが供えられていました。その中には子供の棺もあり、供えられたサッカーボールの前でしばらく立尽くしました。震災以前から香川大学で時々歯の治療痕から個人識別をしておりますが、名前のなかった故人に名前がついて、ようやく家に帰ることができた時にはホッと救われた気分になります。個人識別できても帰ることのできる家がない、火葬場もないという大災害は私の想像をはるかに超えていました。ご遺体は自衛隊、海上保安庁、警察の方々が深々と頭を下げ、敬意を払いながら遺体安置所に搬送されてきます。震災応援に来ている各地の警察官、地元岩手県警の方々はご遺体を真摯な態度で丁重に洗われていました。その頃は腐敗も進んでおりましたので、付着した虫を一匹一匹除去されて頭が下がりました。

　震災後約2か月が経過し、ようやく発見され搬送されるご遺体は死後変化が進んでおり、お顔をみても指紋でも故人を特定することができない状況でした。口腔所見は警察官と法医学会から派遣された医師による検死とほぼ同時に記録することができました。歯の治療痕から個人識別をするためには治療した歯科医院のカルテ等が必要です。しかし、歯科医院も流され、カルテが紛失している状況が多くあったと聞きました。ご遺体は名前が判らないので仮に記号が付けられ、私たちはその記号のご遺体の口腔所見を記録します。このご遺体が名前を取り戻すことができますようにと切望しながらの作業でした。無歯顎

で義歯を装着したご遺体はそれぞれの義歯に特徴が乏しく、この義歯に名前か ID が記入されていたら早くお名前が判るのにと何度か思いました。歯科矯正中の若い女性のご遺体や顎の骨折があるご遺体も所見をとりました。口腔外科では頭頸部の外傷を多くみますが、経験したこともないような骨折線が認められ、津波による水死と同時に大きな外力もかかった事が推察されました。ガムが口腔内に残っているご遺体には、一瞬のうちに起こった災害を想い息苦しくなりました。

　釜石も宮古も医師控室ではそれまでに派遣された医師や歯科医師が、必要な備品や消耗品やカップ麺、エールの言葉を置いていってくれていましたので、個人識別に際し何かが足りないという事はありませんでした。お昼はどなたかが握って下さったおにぎりとお茶を頂きました。ご自分の食事を手配するのも大変でしょうに、私たちの分までおにぎりを握って頂いたことに深く感謝しました。

　人の骨か犬の骨かを警察官が判別するために安置所には犬の骨の解剖図が壁に掲げられていました。ご遺体といっても体の一部分しか発見できないご遺体もあったのです。人だけではなく、動物も、植物も、美しい景観も、堤防も、建物も、車もすべて破壊された町に立つと地球がこのまま終わってしまうような気がしました。岩手は桜の花が満開でしたが、遺体安置所に咲いた美しいけどすぐに散ってしまう満開の桜の花に人の命を想いました。

■ 盛岡

　盛岡の町にはその当時、作業着姿の人が大勢歩いていました。全国チェーンの飲食店に掲げられた「ボランティアの皆さまへ　当日にボランティア活動をされた方に 1,000 円までのお食事を無料で提供致します。今日も一日お疲れ様でした」という張り紙に、また明日への力が湧きました。盛岡に戻りホテルの暗い部屋で見たテレビには、どのチャンネルでもテロップが入った番組が放送されていました。物資提供のお願いというテロップには特定の地域に何が必要かを具体的に記載していて、香川には届いていない情報を凝視していました。

　1年後、ニュース番組の特集でまだ名前がついてない骨壺を安置した岩手のお寺が映し出されました。偶然に私が歯科所見をとった記号のついた骨壺が映り、まだお名前がついておらず家にも帰られていないことにひどく衝撃をうけ、切なくなりました。その後、個人識別が必要な時にはすぐに活動できるように日本法医学会に入り、時々香川大学で個人識別作業をしています。

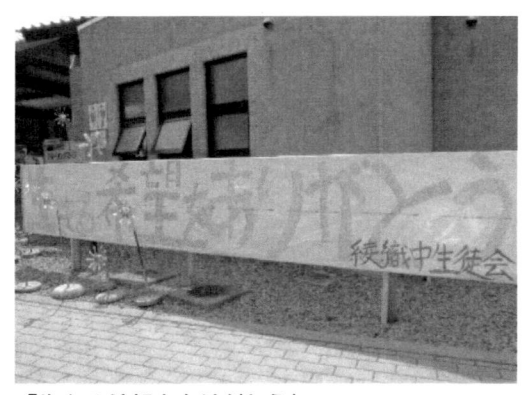

「生きる希望をありがとう」
岩手県遠野市にある道の駅「遠野風の丘」に掲げられた横断幕

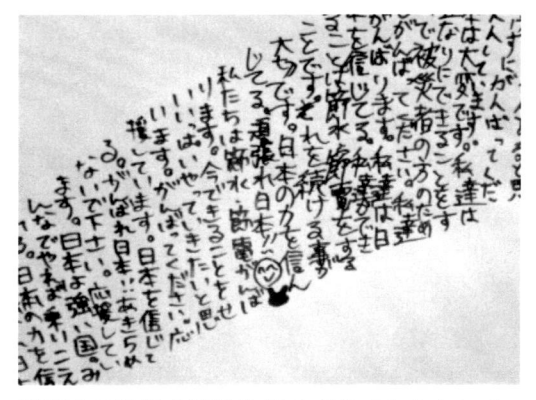

遠野市の綾織中学校生徒会が作成したもので、
生徒・職員46名による小さな字のメッセージから形作られている

岡　久美子　　旭川医大歯科口腔外科学講座
派遣時期：2011.6.25～6.30

■ はじめに

2011年3月の東日本大震災から4年が経過した今も、身元不明遺体の特定のための捜査が続けられています。災害発生に際し、警察庁の依頼を受け日本法医学会による死体検案・身元確認のための死体検案支援活動が行われました。私は岩手県での活動に従事する機会がありましたので、活動を通して感じたことについてご報告いたします。

■ 派遣決定まで

震災発生時、私は旭川医科大学法医学講座の大学院生でした。旭川の震度は2と、揺れているのかわからない程だったので、帰宅後にニュースを見て被災地の状況を知り、被害の大きさに驚き、不安を感じたことを覚えています。法医学会から被災地への派遣を行う旨の連絡を受け、死体検案支援活動の登録を行いました。その後しばらくは連絡がなく、岩手県への派遣決定との連絡をいただき、実際に現地へ向かったのは6月最終週となりました。期間は一週間となりました。

■ 岩手へ

岩手への派遣は前任者のお陰で必要な物品が揃っていることを伺っていましたが、ガウンや手袋、長靴、ライト、デンタルミラー等の準備を行いました。交通手段については、飛行機で旭川から東京へ、新幹線で岩手県へ向かいました。盛岡駅へ到着すると夏のように暑かったことを記憶しています。

到着した当日は、岩手医科大学医学部法医学講座教授の出羽厚二先生、岩手県警の方々と、検案体制、派遣場所、デンタルチャート記録の流れ、X線撮影装置の使用法等についてのミーティングが行われました。岩手県は検案のために歯科医師の小川研人先生が長期滞在されていましたので比較的短時間で終了しました。

■ 現地での活動

　一週間を通してデンタルチャートの記録、生前資料との照合と報告書の作成等を行いました。宮古・釜石・大船渡の3か所の遺体安置所へは警察車両で向かいました。震災から3ヶ月が経過しており、ライフラインは復旧し検案体制は整備されていました。しかしながら、津波の被害を受けた地域に入ると倒壊した建物が多数みられました。遺体安置所は3か所とも線香の香りが立ちこめていました。身元不明者の情報が壁に掲示されており、ご家族を探しにくる方がいらっしゃいました。

　検案を行ったご遺体の多くはほぼ白骨化しており、歯型・DNA型判定による身元確認が必要な状況でした。また、白骨化したご遺体が同一人のものかが不明なため、各骨ごとのDNA型判定が必要となるご遺体もみられました。

■ デンタルチャート

　デンタルチャートの記録は2名の歯科医師で行いました。医師の検案終了後、歯ブラシ・ガーゼを利用して口腔内清掃を行い、口腔内写真、正面・上下・左右の5枚の撮影を行いました。治療痕がある歯についてはポータブルのデジタルレントゲン撮影装置でデンタルX線写真を撮影しました。口腔内所見については一人が所見を述べ、もう一人がチャートを記録し、さらにダブルチェックを行いました。検案の対象となるご遺体が少なかったため、時間を取ることができましたが、震災発生直後であれば考えられない状況だったのではないかと思います。また、警察の方々は介助をして下さり検案はとてもスムーズでした。お心遣いに感謝しております。

　生前資料との照合を行ったご遺体は、生前に沿岸から離れた歯科を受診されていて記録が残っていたということでした。今回の震災では、津波によるカルテの流出で対象資料が不足していることが問題となりましたが、沿岸に位置する歯科医院から後にカルテが回収され、照合に用いられる例もありました。

　派遣は一週間と短く、岩手を離れる際には自分の出来ることの少な

さに涙しました。

■ 今後について、思うこと

　今回のような大規模災害は起こってほしくないと強く思いますが、発生した場合の対応についての検討は身元確認を行う際に必要です。身元確認は、指紋、歯型、DNA 型判定の3つの手段が主となっていますが、死後の時間が経過するにつれ困難になっていきます。死後経過時間の長いご遺体でも歯は残存することが多く、硬組織からも DNA 抽出が可能であることから身元確認で有用とされています。一般的に DNA 型判定では、ご遺体の DNA 型と本人や家族の資料の DNA 型とを比較して身元確認が行われます。歯型での身元確認では、ご遺体のデンタルチャートと生前のカルテを比較するため、同一人と判断するには、正確な死後の記録（デンタルチャート）と、生前の詳細な記録（生前資料）が必要です。

　正確なデンタルチャートの記載には、残存歯・喪失歯の位置・本数、治療痕・個人識別に有効となる所見の確認が必要です。また X 線写真、口腔内写真などの客観的記録を残すことは照合作業の大きな助けとなります。対して、生前資料では歯科受診時のカルテの記録が重要となります。パノラマレントゲン写真は1枚の写真から得られる情報が多く、生前・死後の写真を比較が可能なことから対象資料として非常に有用であると思われます。CT の歯科的個人識別への応用や、身元確認のための義歯への名前入れも期待されています。

　震災発生直後の検案では器材や時間が絶対的に不足していたと思われ、詳細な記録がとれない場合があったことを伺いました。そのようなことがないよう、大規模災害発生時の検案体制について、警察歯科医・一般臨床医への講習会や派遣法の検討等、災害時支援体制の整備は震災発生後から進められています。

■ おわりに

　私は震災発生直後の検案活動に従事することができませんでしたが、3ヶ月経過した状態での検案を経験して感じたことをご報告いたしました。今回明らかになった、災害時の検案活動における課題が少

しでも改善されるよう、微力ながら努力したいと思っています。

　最後になりましたが、震災でお亡くなりになった方々のご冥福を心よりお祈り申し上げます。また、派遣期間中にお世話になった皆様へ、心よりお礼申し上げます。

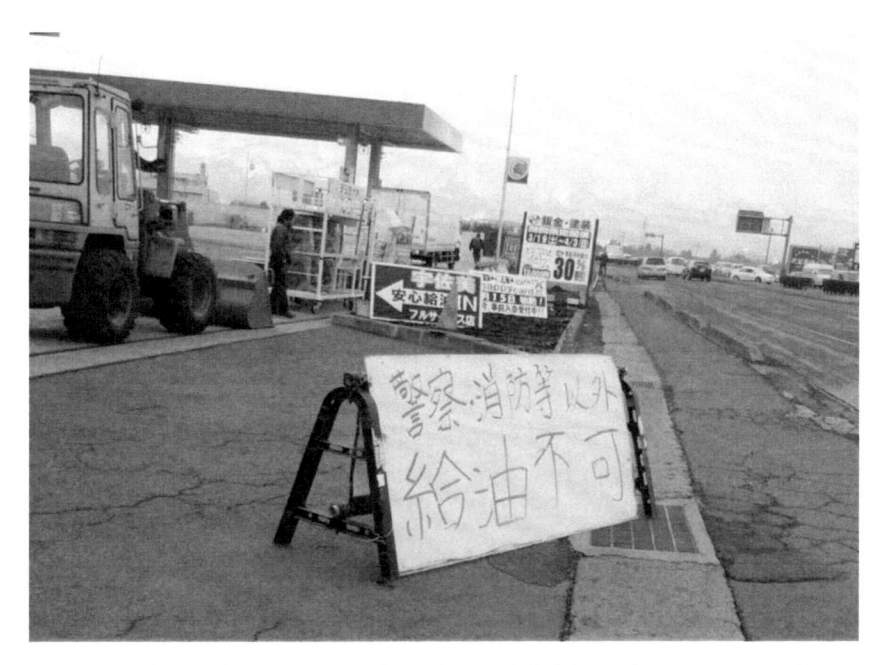

警察・消防等以外給油できなかった岩手県の震災直後のガソリンスタンド前

勝村　聖子　　鶴見大学歯学部法医歯学
派遣時期：2011.3.15〜3.19, 5.31〜6.6

遺体安置所は究極の場所です。家族と連絡が取れなければ、最悪な事態を考えて遺体安置所で家族を探す。見つからなければほっとする傍ら、次の安置所に足を向けなくてはならない。なぜなら既に家族の死を覚悟しているから。

発災直後の遺体安置所は、広い空間に敷居もなくご遺体が並び、ご遺体と対面を果たす遺族がいる脇で、歯科所見や指紋の採取が行われるといった有様でした。また体育館が遺体安置所、校舎が避難所になった学校では、子供達が遊んでいる横を遺体搬入のトラックが通り、安置所の受付では家族たちが道をあけて遺体を通していました。

■ 支援者として

遺体安置所に次々と搬入されるご遺体を見ていると、拠点を近くに置いて、もっと多くの時間を使えればと思いました。しかし派遣された者の大原則は、焦る気持ちのまま行動することではなく、被災者の生活や他の職種の活動を妨げず、まずは自分たちの健康や安全を守り、現地に迷惑をかけないことだと思います。残念ながら今回、派遣された歯科医師と地元の歯科医師会との間で、一部トラブルがあったとも聞いています。効率の良い作業行程や環境を整え、一刻も早くご遺体を家族のもとに返したい。その思いは同じだったはずです。しかし、自らの立場や状況判断を誤ると、善意でとった行動も逆に反感をかってしまう場合もあります。特に大学に勤務する我々は、時として指導者にもなりますが、あくまでも派遣される立場では「指導」ではなく「支援」者になるべきではないでしょうか。

■ 歯科医師として

家族を探す方々と直接、話をする機会が何度かありました。「娘で間違いないと思うけれど納得できない。この写真を見て本人だと言ってくれませんか」と携帯電話を渡されたこともありました。「私の前歯を見て下

第3章

さい。下の歯が2本くっついていて、父も同じです。そういう遺体を見ていませんか」と聞かれたり、「歯医者さんから歯型をもらってきました。これで分かりますか」と手書きの治療内容を渡されたりもしました。総入れ歯に名札が埋め込んであるご遺体もありました。歯科所見が身元確認に役立つと、一般市民の間でも認識されていると実感しました。

　また震災後約3ヶ月が経過した時、歯並びが悪く前歯に虫歯があるご遺体が運ばれてきました。確認にきた方が、「顔では分からないけれど、この歯は間違いない。早く治せと言っていたのに、まさかこれで分かるとは」とおっしゃっていたと聞きました。私はよく学生に、「歯科医師は職業病で、すぐ人の口元を見てしまう。いざという時に自分を探してくれるのは今、隣にいる子かもしれないよ」と話しています。歯科医師でなくても家族や友人の記憶にあるかもしれない。そんな歯科所見の優れている点も改めて感じました。

　でも一度だけ、悔しい思いもしました。遺体安置所で待機していると、警察官に「ちょっと見てもらっていいですか」と言われました。立ち上がろうとした時、私の胸に下がっていた名札をみて「あ、歯医者さんか。人の骨かどうか見て欲しかったけど、じゃあいいです」と言われたのです。歯科医師の私には人間と動物の骨の区別もできないと思われたのです。私以外にも、歯の生えていない乳児のご遺体を前に、「歯医者の出番はない」と言われたという歯科医師もいました。一部に限った警察官だけだとしても、「歯医者＝歯しか見れない」というイメージを持たれているのなら、我々歯科医師は、それを払拭するだけの啓蒙活動を行うべきだと思います。

■ 職種を超えて

　検視・検案の後に歯科所見採取の流れとなりますが、我々が着衣の入った大きな袋から入れ歯を取り出し、口腔内に戻して写真を撮影していることに気づいたのでしょう。いつの間にか、入れ歯は別の袋に入れておいてくれるようになりました。また死後変化の進んでしまったご遺体では、骨や歯からの性別・年齢推定も必要です。警察や医師が「先

生、どう思いますか」「歯科医師は硬組織のプロですからね」と聞きにきてくれて、一緒に検討できたことはとても有意義でした。災害時に限りませんが、お互いの職務領域を尊重し合う連携の大切さも学びました。

　また例えば歯科技工士は、入れ歯や金属を見るとその特徴から、発注した歯科医師や製作者が分かることもあります。担当医が分かればご遺体の身元判明にも繋がります。また民生委員など地域に密着した立場の方は、家族関係なども含め多くの情報を持っています。地域の特性もあると思いますが、色々な職種の手を借りて身元に繋がる情報を結集するべきではないでしょうか。

■ 優しさや謙虚さに触れて

　遺体安置所に搬入されたご遺体は、番号順に整然と並べられます。ある安置所では、女性と女の子のご遺体が少し離れたところにありました。それがいつの間にか、二人の遺体が並んで安置されていました。親子だと判明したのです。そういった臨機応変で柔軟な対応が、死者への敬意、ひいてはご遺族への配慮へと繋がるのだと思います。

　また被災者たちがきちんと並んで配給を受け取り、暴動や略奪も起きず自ら助け合う様子がメディアに取り上げられ、世界中から称賛の声が上がりました。私も、自衛隊や警察の車両が通ると、片付けの手を止めて深々と頭を下げる姿や、遺体安置所で感情を顕にすることもなく、「ご苦労様です」「ありがとうございます」「宜しくお願いします」と頭を下げる人々の姿を目にしてきました。自然災害で誰の責任ではないとはいえ、心身ともに疲労した状況で、謙虚さを忘れないその姿には敬服せずにはいられませんでした。

■ 法医学に携わる人間として　〜私たちの使命〜

　東日本大震災の発災当日、私は沖縄にいて、大きな地震さえ経験していません。初めてテレビで津波の映像を見た時は何が起きたのか一瞬分からず、リモコンを持ったまま呆然としていたのを覚えています。夜になって、上司から「津波で多くの死者が出ている様子。東北に行くことになる」と連絡が入りました。「そうだ、私はこのためにいるんだ」自分が法

医学に携わっていることを認識した初めての瞬間だったかもしれません。

　本震災から見えてきた歯科診療情報のデータベース化や照合システムの構築などの課題は、すでに 30 年前、日航機墜落事故から指摘されてきたことばかりです。前述した歯科医師間のトラブルも、その根本は、身元確認の流れやルールが全国統一されていないという、歯科界が反省すべき点にあると思います。これまで様々な災害を通して、我が国は何を学んできたのでしょうか。なぜ積極的に取り組まれてこなかったでしょうか。

　そこには「死」を想定した準備をご法度する、この国の風習があったのかもしれません。しかし 5 年前、現実にそれは起きました。しかも「想定外」「未曾有」と言われる規模で襲いかかってきたのです。そして近い将来、更にこれを上回る災害が起きることを、誰もが覚悟しています。臭いものに蓋をするのではなく、あえて嗅ぎ、あの時のことを思い出さなければなりません。

　東日本大震災を通しての経験は、歯科医師として、法医学に携わる者として、そして個人としても大変貴重なものとなりました。もちろん、私たちには守秘義務があり、安易にその経験を語るべきではないかもしれません。しかし経験者として、歯科界に、国民に、そして後世に伝えていく使命も果たさなければならないと私は思います。

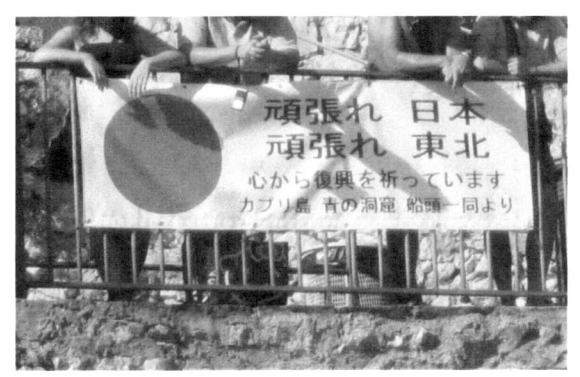

イタリア・カプリ島の青の洞窟に掲げられた
日本への応援メッセージ

宮 城 県

佐藤　真奈美　　宮城県歯科医師会
　　　　　　　　派遣時期：2011．4月〜9月

　あの日を境に、私の行動パターンは変わりました。

　その大きなきっかけとなったものの一つが身元確認作業への参加です。

■ 今の自分にできること

　私の自宅と診療所は宮城県の内陸に位置しています。東日本大震災発生時は揺れに揺れましたが、地盤が固い土地なので大きな被害もなく、診療室にいた患者さんやスタッフ、そして自宅にいた家族も無事で、停電になりましたが4日で復旧、水道は一日も止まることはなかったという状況でした。当初は、自分達が無事だったことを涙流し肩叩き合って喜びましたが、電気が通り携帯電話も繋がって様々な情報が入ってくるようになり、次第に沿岸部の状況がわかってくるにつれて、無事であることを素直に喜べなくなり、かといって沿岸部に足を運び被災した方々の何かお役に立つことをしに行けるわけでもなく、罪悪感と無力感に苛まれました。そして「もし、自分の家族や友人が行方不明だったらどうだろうか？　居ても立ってもいられず、ご遺体収容所すべて歩き回り、ご遺体一人ひとり見て廻るのではないか？」　そして「無事に切り抜けたこの命。沿岸部のために何かしないと申し訳ない！」と居た堪れない気持ちが沸いてきて、でも「今、自分にできることって何だろう？」「誰かのために何をすればいいの？」この問いかけが、頭の中で反復し始め、ボランティア活動を検索し申し込もうとすると現地まで行くためのガソリンや手段がないなど、悶々とした日々が続きました。そのようなところへ宮城県歯科医師会から身元確認作業参加を呼びかける旨の FAX が届き、私は迷わず申し込みました。

　震災前の私は「亡くなったお方の口腔内をみることは、自分にはできない」「だから、警察歯科医になることはまずないだろう」そう思っ

ていました。嘗て父が警察歯科医として、管轄の大和警察署から依頼があありご遺体の口腔内の確認に出向いて行くことがありましたが、そのようなときは「どんなに頼まれても私にはできない」そう思っていました。ところが、このたびのこの状況。そのような言葉などすっかり忘れ、検案作業に申し込んでいました。

■　身元確認作業に参加

　行先は当日朝、集合場所の宮城県警本部で宮城県歯科医師会の大規模災害対策本部身元確認班、班長の江澤庸博先生、副班長の柏崎潤先生から言い渡されました。

石巻市旧青果市場	石巻市、元河北町飯野川体育館
東松島市小野地区	気仙沼市すぱーく
利府町グランディ	名取市警察学校
角田市の元角田女子高等学校	南三陸町ベイサイドアリーナ
石巻市ふれあい広場	

　そこで出会ったご遺体は、帰らぬ人となりすでに何日も何か月も経っていましたが、少なくてもあの日までは元気に普通に生活をしていた方々。「まさか、このような形であなた様のお口の中を拝見させていただくとは……。これも何かのご縁。どうかこの検案で少しでも癒され、天国に召されますように……」そのようなことを、心の中でお一人おひとりに話しかけながらすすめていった作業でした。

■　医療の神様

　作業をしている間ずっと、私達の周りには薬師如来様がいる、そう信じていました。

　目の前にいるご遺体と、この作業に関わるすべての人が清々しく作業が進められますように

　オンコロコロ　センダリ　マトウ　ギソワカ

薬師如来様は、医療の神様。

　昔、病にかかってもお医者様にすぐに診ていただく、薬をすぐに出していただくという時代ではなかった頃、病を治して下さる医療の神様、薬師様が現れ、奈良時代からその信仰が盛んになり、当時の人達がすがる思いで唱えたといわれる真言「オンコロコロ　センダリ　マトウギソワカ」

　縁あって、拝見することになったご遺体お一人おひとりに
　オンコロコロ　センダリ　マトウ　ギソワカ
　津波にさらわれて、さぞ驚いたことでしょう
　どんなにか痛く苦しかったことでしょう
　そして寂しかったことでしょう
　どうか、癒されてください。そして、天国で幸せになってください。
　オンコロコロ　センダリ　マトウ　ギソワカ
　また、この作業に関わるすべての人が清々しく作業が進められますように……
　オンコロコロ　センダリ　マトウ　ギソワカ
　そして、すべての人が癒されますように……
　薬師如来様、いつもありがとうございます。
　これからも、身元のわからない方々の魂を癒し、
　この作業にかかわるすべての人達をどうか見守りください。
　オンコロコロ　センダリ　マトウ　ギソワカ

■ 生かされているということ

　何人ものご遺体に接し「生きるってなんだろう？」「生きているってどういうこと？」

　そのような問いかけが何度も何度も自分の中で繰り返されていました。

　初めての身元確認作業の翌日、自分の診療室での診療。目の前にいる患者さんに「お口開けて下さ〜い」と声をかければ口を開けて下さ

る。しばらく口を開けていれば、舌が動く、唾液が出てきて溜まる、それをバキュームする。そして……何よりも、患者さんのお顔に触れたとき頬が温かい！「あ～、これが生きているっていうこと？　そう！　私達生きているのだ！　生かされているんだ。」患者さんのごく当たり前の体の動きや反応を通してそのように思った瞬間、涙がどっと溢れてきて止まらず、しばらく診療になりませんでした。亡くなられた方々の分まで精一杯生きていく！　そう心に誓いました。

■ 法医学教室の午後

全国からお集まりいただいた法医学会の先生や各県歯科医師会の先生方とは、宮城県警から現地までの往復の車の中で互いの情報を交換、法医学の専門的な知識をお聴きするなどコミュニケーションをとらせていただきました。中でも私にとって初日となる石巻旧青果市場で、検案作業に取り組む女性医師のその熱心なお姿に心打たれ、そのことは私自身その後続けてこの作業ができるかどうか不安と僅かの迷いがあった中「引き続き身元確認作業に加わる！」と決意するきっかけとなり、さらに、その後何回かにわたる作業を進めて行く上での大きな励みとなりました。当時、奈良県立大学法医学教室の川島先生、大阪大学法医学教室の藤本先生、そして千葉大医学部法医学教室の槙野先生とご一緒させていただく機会を得、本当にありがとうございました。あの時教えていただいたことを活かしながら、その後も検案作業に参加し、一刻でも早くご遺族のもとへお渡しできるようその一心で取り組みました。

■ 4月の雪

その日は雨。そして、夕方から雪に変わり寒い一日でした。

その日の身元確認作業は、石巻飯野体育研修センター。石巻市合併前の河北町、旧北上川の川沿いにある町でした。車で 15 分ほど行ったところに大川小学校があります。大川小学校は、あの日、授業が終わってこれから下校するという時間帯に発生し、校内で避難しているところへ、2 階建ての校舎まで津波が押し寄せてきた学校です。108人の児童のうち、74 人が死亡またはゆくえ不明になってしまいまし

た。今もまだ3人の児童の行方がわかっていません。

　現場から県警本部に戻り、今日一日共に作業した先生方とも別れ、自分の車を運転して帰るというところで雨が雪にかわりました。夕方の暗さに加えて、雪雲に覆われた灰色の空。風も強く、斜めに降る雪。もう4月だというのに堂々と降っている。街並みが途絶え、田畑の中を走る国道。

　4号線に景色が変わった途端に急に涙が溢れてきてしまいました。灰色の空、斜めに降る雪。

　その情景を目にした瞬間、あの日が思い出され、と同時に、あの大川小学校や海沿いのいたるところに津波が押し寄せ……そう思うとますます涙は止まらず、しばらくは泣きながらの運転でした。

　当時、ご協力いただきました日本法医学学会の先生、地元東北大学歯学部の先生、全国の歯科医師会の先生方、大変お世話になりました。この場をお借りしまして心から御礼申し上げます。

　そして、東日本大震災で犠牲になられた多くの方々のご冥福をお祈りいたします。

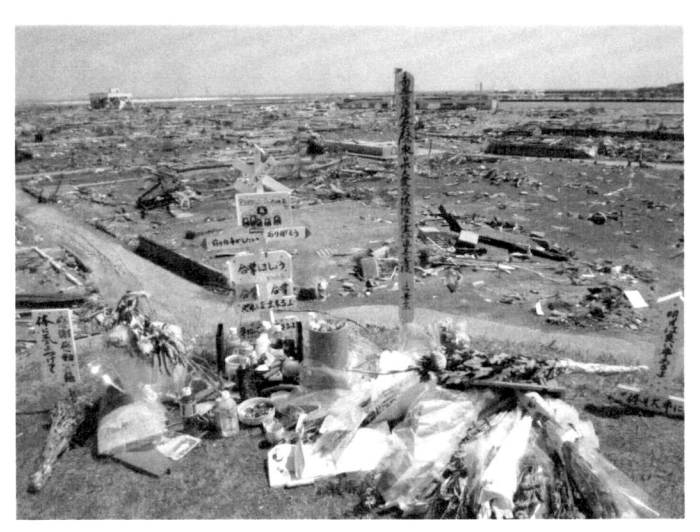

宮城県の被災地に手向けられた花と人々の励ましの言葉

斉藤　久子　千葉大学医学部法医学
派遣時期：2011.4.24～4.29

■ 首から下のみの豚の死体

　GW前に宮城県に派遣されることが決まりました。この時期は、震災直後の岩手県とは違い、ご遺体の腐敗が進んでいて、もはや顔貌のみで身元を確認することは不可能でした。自衛隊が運んできた死体の中には、首から下のみの豚の死体がありました。動物の死体を見たのは初めてでしたので、かなり驚きましたが、なんとも気の毒でした。

■ 首から上のない子供の死体

　岩手の遺体安置所で、顔がぐちゃぐちゃだったり、首から上のない大人のご遺体はすでに見ていました。しかし、この遺体安置所で初めて、首から上のない子供の死体を見ました。顔がないので、歯科所見をとることはありません。きっと、DNA 型検査で身元を特定したと思いますが、もし自分の子供が同じ状態で発見されて、警察から「あなたのお子さんですよ」と言われたら、私はどうなるのだろうかと考えてしまいました。想像できません。しかし、この子の家族は宣告されたのだと思うと、災害の残酷さを思い知らされます。震災がなければ、今まで通り、学校に通っていた元気なお子さんなのですから……

■ 静脈瘤はつらいよ

　私の脚には下肢静脈瘤があり、1時間に1回は足を上げて末梢の血液を心臓のほうへ戻してあげる動きをしたほうがよいのですが、被災地では全くできませんでした。宮城県の場合、山形県からバスで宮城県警本部まで移動し、本部からさらに遺体安置所へ車で向かうという方法でしたので、移動中の車両の中で足がパンパンになってしまいました。そこで、派遣の後半の時期は、最も後部座席に座り、レントゲン写真の撮影機器を入れた大きなバックを足元に置き、その上に足を置いたり、横になって、足を座席に置いたりしましたが、かなり改善されました。派遣先では我慢しないことも大切なんだということに気付きました。

■ 宮城で見た満開の桜

　私の勤務する千葉大学医学部には、医学部と附属病院の連絡道路の脇に桜の木がずっと植えてあり、3月下旬から4月上旬になると桜のアーチとなります。毎年、この満開の桜を見るのを楽しみにしていますが、この年は忙しすぎたことと、気持ちがブルーすぎて、見ないまま終わってしまいました。「今年は桜を見ないまま、終わってしまったなあ」と思っていました。しかし、宮城県の遺体安置所の一つである警察学校では、校内に満開の桜が咲いていました。「あ〜、今年は千葉の桜を見れなかったけど、宮城は今頃桜が咲くんだ〜。今年はここでお花見ができたんだなあ」と思いました。遺体安置所から県警本部へ戻る車の中で、「この震災で亡くなった多くの人たちは、この桜を見ることなく、亡くなったんだなあ〜。昨年桜を見たときに、来年は見れないかもと思った人はほとんどいないだろう。桜を毎年見れるなんて思うのは、傲慢な思いかもしれないなあ」と感じながら、満開の桜を切なく眺めていました。

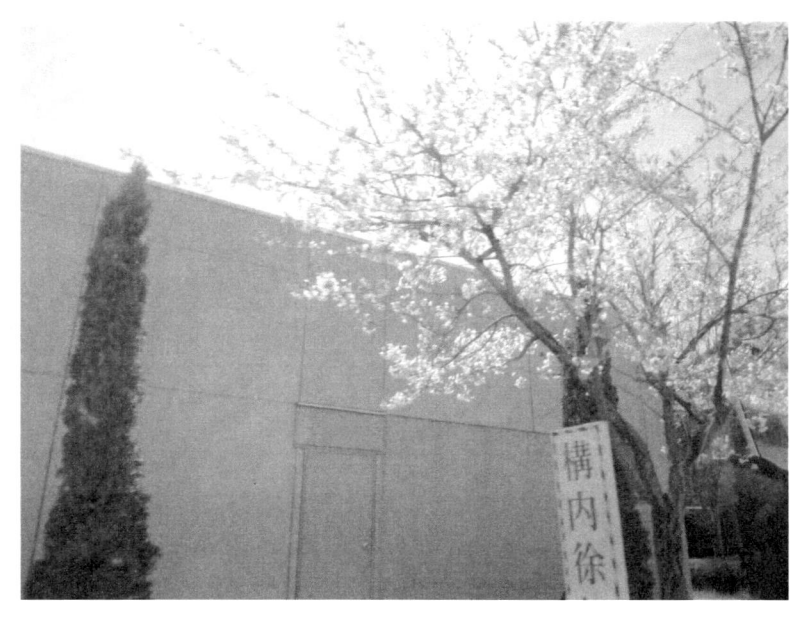

宮城県警察学校構内の桜

小菅　栄子　　群馬県警察医
派遣時期：2011.4月下旬

　現在、小菅先生はご病気により執筆活動が制限されているため、斉藤が小菅先生との思い出をしたためさせて頂きましたので、どうぞご了承ください。

■ 第14回全国警察歯科医会大会（宮城県歯科医師会開催）での一場面

　2015年8月29日（土）、宮城県で第14回全国警察歯科医会大会が開催されました。

　その大会の懇親会会場で、群馬県検視警察医である小菅栄子先生は、私と同じテーブルで私のちょうど前に座っていらっしゃいました。懇親会では、檀上の大きな画面に震災時の津波の映像が映し出され、その後の催し物では、女川潮騒太鼓轟会（おながわしおさいだいことどろきかい）のメンバーの皆様の太鼓が披露されました。宮城県牡鹿郡女川町は人口約1万人の町でしたが、震災で800名以上の方が亡くなりました。会場の人々は、メンバーの皆様が被災されたにも関わらず、私達の目の前で太鼓を叩いてくださっている勇姿に感動するとともに、子供達の真剣に太鼓を叩く姿にも心を打たれました。その時、小菅先生が「可愛いね。思い出すね、悲しいね。」とおっしゃって、ハンカチを自分の目元に持っていったのを見たときに、「あ〜、やっぱり、小菅先生も今も悲しいんだ」と思いました。

■ 2011年4月下旬　宮城県でレントゲン撮影指導

　宮城県の場合、震災当初は想定外のご遺体数の多さであり、口腔内写真もレントゲン撮影もマンパワー不足やガソリン不足等により行うことができませんでした。しかし、震災から2か月後には、ご遺体の腐敗が進み、デンタルチャートだけではなく、歯のレントゲン写真の情報が大変有用となってきました。そこで、小菅先生がレントゲン撮影の指導をされることになりました。小菅先生は、お父様が日航機

墜落事故での検死にご尽力されており、彼女自身は群馬県初の女性警察医であります。小菅先生は、歯のレントゲン写真の画像を用いた自動照合における研究を行っており、現在は、東北大学情報科学研究科の青木孝文教授との共同研究により、膨大なレントゲン画像のデータベースから犠牲者を検索するという自動照合システムの開発を行っています。私は、4月24日から29日まで宮城県に派遣されており、遺体安置所で小菅先生にお会いすることはありませんでしたが、派遣の最後の日の夜に、仙台市内で小菅先生と青木先生にお会いすることができました。日本の身元確認のためにご尽力されている顔なじみの先生方にお会いすることができて、ほっとしたことを思い出します。いろいろな思いを語り合った仙台の夜は一生忘れません。

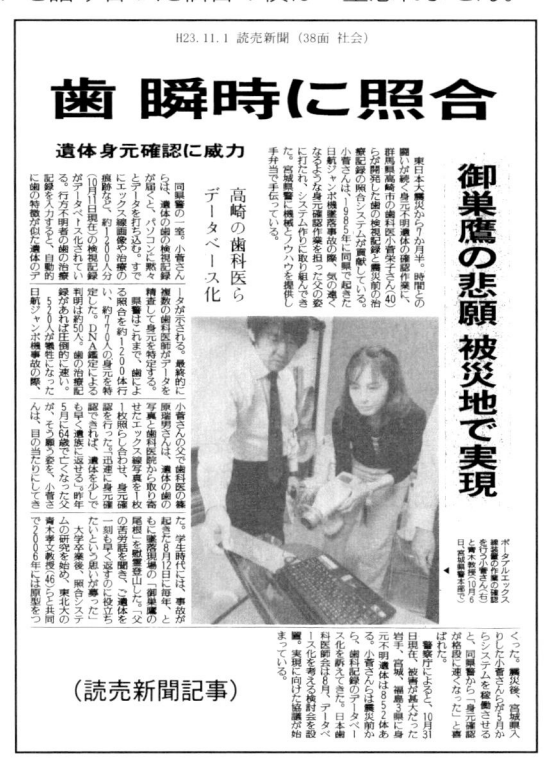

（読売新聞記事）

岡　広子

広島大学国際歯科医学連携開発学
派遣時期：2011.4.9 ～ 4.13

■ 3月11日

　午後、歯学部建物一階へ降りると病院待合室で患者さんを含めその場にいる人々が立ち止まってテレビを見つめていました。画面の中には駅だか空港だかの建物に向かって水が押し寄せる様子が映し出されていました。「先生、大変なことになっていますよ……。」広島は揺れも感じなかったため、まさかその画面の中の事態に人が巻き込まれているとは私はすぐに想像ができませんでした。

■ 照会メールから派遣へ

　平成23年3月末、警察庁の身元確認作業要請に基づいて、広島県歯科医師会より派遣可能歯科医師のリストアップ依頼があったとのメールを当時歯学部長の高田隆先生から受け取りました。私は元々法医学、歯科法医学に関心があり、それゆえに大学院も研究テーマだけではなく病理診断の勉強が可能な口腔病理の研究室で学び、警察歯科医師会研修会等へも参加させていただいていました。その経緯から、法医学講座所属ではありませんでしたが手を挙げました。なお、広島大学には当時も現在も歯科法医学講座は存在しておらず、法医学講座にも歯科医師はいません。

　その後しばらく連絡はありませんでした。正直なところ、国内といっても東北からは距離も遠いので声はかからないかと思い始めた4月にはいって突然広島県歯科医師会から携帯電話に連絡が届きました。広島県の歯科医師は6人で、うち3人が広島大学教員でした。最終的に何人の手が挙がったか私は知りませんが、学内からのメンバーについては手を挙げた歯科医師を年齢の若い順に選抜したと聞きました。

■ 宮城県へ

　連絡のあった日にはもう広島県の歯科医師会館で顔合わせと準備された機材の受け取りを行い、すぐに出発の日を迎えました。先に派遣

された東北大学や県外の歯科医師から現地での活動の状況は少しではあったものの伝わってきており、それに基づいて県の歯科医師会で機材を準備していただきました。新幹線で東京へ移動し、警察車両に乗り換えて宮城県へ向かいました。現地に到着したのは夜でしたが、そこで宮城県歯科医師会のコーディネーターの先生から活動方法と注意事項を受けました。その後も毎日、宮城県の歯科医師会のコーディネーターが集合場所にこられました。いつも言われたのは「臨機応変に、無理をせず、できることをするように」でした。

■ 活動初日

到着翌日から宮城県歯科医師会の手配の下、歯科医師が二人一組となり県内の検案所をまわりました。私は、広島大学歯学部の河口浩之先生とチームを組みました。初日の活動場所は気仙沼で、ブルーシートに並べられた棺や袋を自分たちで開けてご遺体のデンタルチャートを作成するという状況の場所であったので少々戸惑ったものの、2人で全部するんだなと妙に納得しました。

その日、警察車両で仙台市内のホテルへ帰る途中、信号待ちの車内でパオンパオーンと耳慣れない音が自分のかばんの中からし、携帯電話を取り出して「地震速報……」と言った瞬間に大きな揺れに見舞われました。震度4だったと記憶しています。初めて緊急地震速報が機能し、その後広島県チームの全員が携帯電話に緊急地震速報の設定をしていました。

■ 現地での身元確認と感じたこと

その後の4日間で、われわれのチームは石巻、女川、南三陸、東松島市の検案所をまわりました。主な作業はご遺体の口腔内所見を確認し、デンタルチャートを作成することと、生前データとご遺体のデンタルチャートを照合することでした。ご遺体は警察関係者により周囲の泥やごみを洗い流された後、医師の検視を経て歯科医師の身元確認作業の場所へ移動されてきました。それぞれの場所は連続していて壁などでは隔てられていません。地面にひざまずいてご遺体の保存され

ている袋を自分たちであけるところから始めるところもあれば、作業台が設置され警察官の補助の下デンタルチャートの作成だけに集中できるところもあり様々でした。他の時期や場所によって違うかもしれませんが、当時われわれにはＸ線写真や口腔内写真は撮らないようにとコーディネーターから指示がありました。確かに当時は各種応援も各地から入れ替わりきており身元確認の環境も現場によって違ったので、番号のふれるデンタルチャートとは別の紙になってしまう写真の類を管理するのは難しいように思いました。しんどかったのは、這いつくばって口腔内のヘドロや液体をぬぐいながらデンタルチャートを作成したり、口腔内から粉々になった義歯を取り出して組み立てたりする作業そのものよりも、ご遺体の入った袋や棺をいくつも自分で開閉する横から幕を隔てて親族の声が聞こえてくることであったように思います。毎日の作業は被災者の方々と隣りあわせで、いつもの職場とも違うため、発言や行動にもかなり神経を使いました。そして、最終的にどのご遺体で最後なのかが誰にも分かりません。私に限らず、普段、親族の嗚咽や子供たちが少しはなれたところで走り回る足音を感じながらの混沌とした状況で、身元確認作業をするような事態を想定している歯科医師はいないでしょう。

　私は警察歯科医会や出身講座との縁からデンタルチャート作成経験や病理解剖や司法解剖の立会いは少ないながらも一緒に派遣された大学メンバーの中で一番あったといえますが、歯科の臨床家としての経験は他の歯科医師に及びませんでした。チームとして身元確認に当たったことはとても有効だったと思います。終了後にそれぞれ当日派遣された現場の報告を兼ねて広島県チームで気の置けない会話を交わせたことは大きな支えになりました。

■ 家族と広島の人々の支え

　反対されることはありませんでしたが、実際家族はテレビやインターネットの情報からかなり派遣自体を心配したようです。私も１歳にならない長女と３歳の長男を置いて、代りがきくかもしれない役目

に出て行くことに迷いはありました。使命感と震災の被害を受けていない場所であるからこそ何かしなければという思いが自分自身にも家族にもあったと思います。同じく歯科医師でもある夫は派遣が決まったその日中に携帯電話の充電器付きの手動ラジオ、懐中電灯、作業着、ヘルメット、浄水器、寝袋など一式をホームセンターで調達してきていました。また、携帯電話も一緒に当時の最新のものに交換しにいき、これは結果として緊急地震速報の機能が役立ちました。実際は歯科医師会でもほとんどのものが準備されため、その中で持っていったのは、懐中電灯と携帯電話のバッテリー、携帯電話くらいでしたが、その心遣いは帰宅後に押入れに隠された更なるアイテムの山を見てより痛感しました。

　1週間とはいえ、どのメンバーも自分の歯科医院、診療、新学期の授業・会議などを広島に残った誰かがフォローするか、患者さんに待ってもらっての出動でした。出発時の広島駅、作業終了時の早朝の東京駅に広島県歯科医師会会長と歯学部の栗原英見先生がともに来てくださいました。今もその心遣いを噛み締めています。

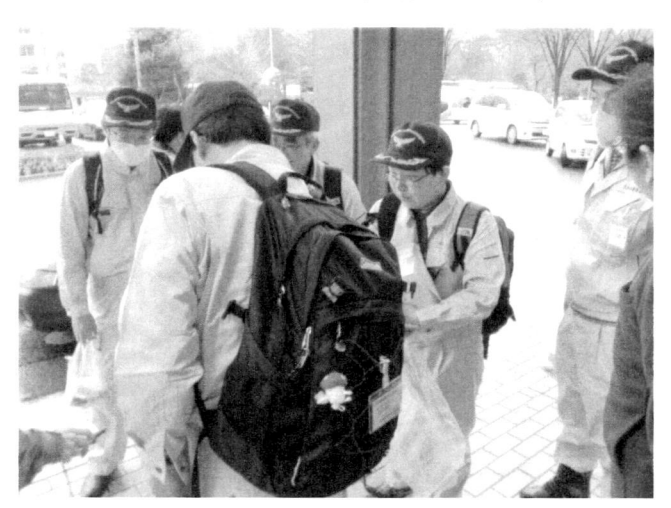

検案所へ出発前の広島県チーム

日航機墜落事故、阪神・淡路大震災、東日本大震災における身元確認の再検証

　本章では、日航機墜落事故、阪神・淡路大震災、東日本大震災における死因、ご遺体の状況、年代別死者数などについて比較し、反省点の再検証を行いました。

４－１．死因

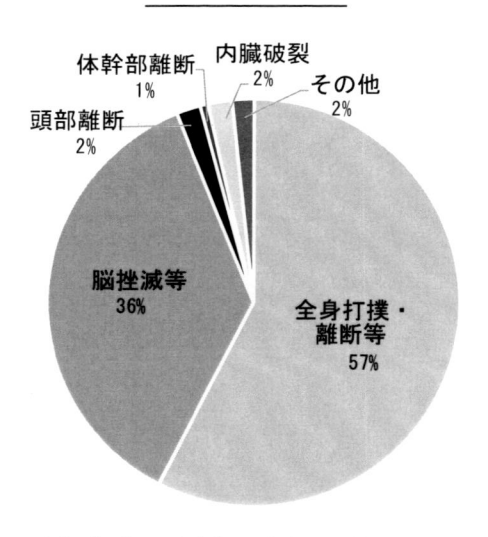

日航機墜落事故

体幹部離断
1%
内臓破裂
2%
頭部離断
2%
その他
2%
脳挫滅等
36%
全身打撲・
離断等
57%

出典：「日航123便事故と医師会の活動」1986年

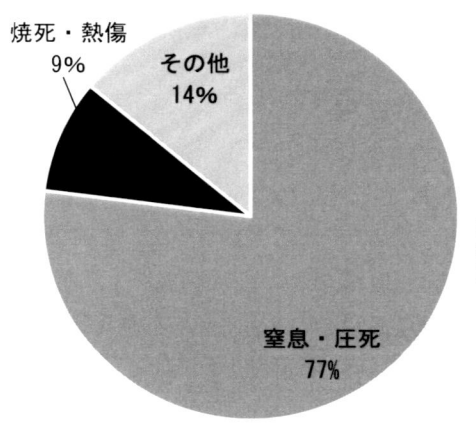

阪神・淡路大震災

出典：「人口動態統計からみた阪神・淡路大震災による死亡の状況」厚生省大臣官房統計情報部

焼死・熱傷 9%
その他 14%
窒息・圧死 77%

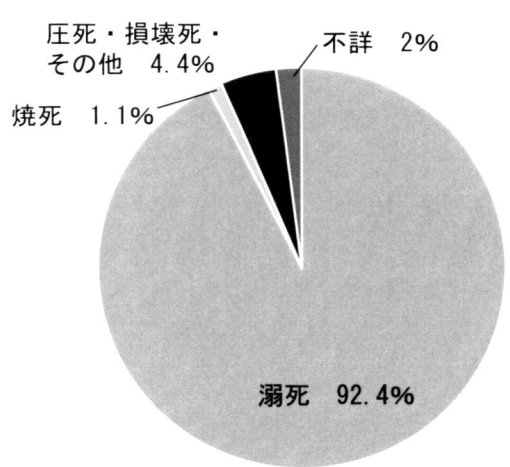

東日本大震災

出典：内閣府（2011）平成23年版防災白書　図1-1-4　p12

圧死・損壊死・その他 4.4%
不詳 2%
焼死 1.1%
溺死 92.4%

第4章

■ 震災における死因

　阪神・淡路大震災では建物そのものが壊れたことや、家の中のものが倒れてきたことなどにより、死因の77%が窒息や圧死で、9%が焼死でした。一方、東日本大震災では死因の93%が津波による溺死でした。厳密にいうと、この「溺死」の中には気道の中へ大量の砂や泥が入ってしまったこ　とにより窒息死してしまった方や、低い水温の中で波にもまれたことにより凍死してしまった方も含まれます。津波被害では、津波に巻き込まれた人（高率に死亡）と津波を免れた人（無傷か軽い損傷）のどちらか

となり、死者数に対する負傷者数の割合が極めて低いという特徴があります。

■ 飛行機事故における死因

日航機墜落事故で亡くなった方のご遺体は、震災の場合とはご遺体の状況が異なります。飛行機が墜落した衝撃と火災によって、犠牲者のご遺体の大半はバラバラ（離断）になっていたり、燃えて炭化していたりと、激しく損傷していました。このような場合、ご遺体はまず「完全遺体」なのか「離断遺体」なのかで大別されます。日航機墜落事故では、ご遺体の状態によって4種類に区分されました。頭部が一部でも残存しているご遺体は、ひとりの独立したご遺体とみなされ、「完全遺体」とされました。また、頭部のないご遺体は、すべて「離断遺体」とされました。さらに離断遺体は、ひとつの「離断遺体」とされたご遺体の中に、別人の組織が含まれていた場合、レントゲン写真などにより分離し、「分離遺体」とされました。またさらに、すでに検視が終わっている離断遺体について、一部が未確認として柩（ひつぎ）の中に残っているものを再度検視し、その結果、別の人の柩に移すことになった場合を「移柩（いきゅう）遺体」というように区分されました。

日航機墜落事故で犠牲となった520名のうち、頭部の残っていた「完全遺体」は492体で、その中で両手両足すべて揃っていたご遺体は177体（全体の35.9％）でした。それ以外の方々は離断遺体で発見されたのです。死因の93％は、全身打撲・離断および脳挫滅でした。

飛行機の墜落による衝撃は、日常生活では考えられないほどの力が人体にかかります。そのため、頭部が粉々になってしまい、その欠損した部分に他人のあごの骨（顎骨）が入り込んでいた例がありました。また、大人の脊髄[26]と思われる組織の中に子供の乳歯が紛れ込んでいたりするような例もありました。航空機事故の場合は、事前に該当者の把握ができるとはいえ、身元確認が必ずしも簡単になるというわけではないのです。

＊26　脊髄：脳から背骨の中を通って伸びている太い神経の束。脳と脊髄を合わせて中枢神経と呼ぶ。

4-2. ご遺体の状況に応じた情報収集

　大規模災害時の身元確認作業は、災害の種類や発生の時期によって、またご遺体の状況によっても大きな影響を受けます。

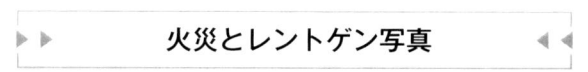

火災とレントゲン写真

　阪神・淡路大震災の時のように建物自体が壊れたり、日航機墜落事故のように飛行機が墜落したりするような場合は、完全遺体で収容されること自体が難しくなります。しかし、そこでさらに火災が発生すると、身元確認はますます難しくなってしまいます。そこで、歯科による身元確認を行う場合は、歯を含む顎骨があること、歯が抜け落ちていても焼け焦げていても現場からできるだけ多くの歯を見つけることが重要になります。たとえ歯1本でも見つかれば、身元が分かる可能性があるのです。

■ 自衛隊員が燃えかすをふるいにかけた理由

　阪神・淡路大震災では、自衛隊員らが焼け落ちた家屋の下で燃えかすをふるいにかけて、骨や歯を捜しました。なぜでしょうか？　ご遺体が焼けてしまっている場合、顔や姿では身元は分かりません。もちろん、生きているときに身につけていた眼鏡や服装などの持ち物からも身元確認はできません。さらに、炭化するほど焼けてしまうと血液や組織を使った血液型やDNA型の検査も難しくなります。どんなに焼けても最後まで残るのは、骨や歯といった「硬組織」なのです。歯科所見や骨や歯からのDNA型検査により身元が分かることがあります。ご遺体の最後の手がかりを見つけるため、自衛隊員は燃えかすをふるいにかけてまで骨や歯を見つけ出そうとしていたのです。

■ 死後のレントゲン写真が大変重要である理由

　硬組織とはいえ、歯も火災による影響を受けないわけではなく、他の組織と同様、炭化し真っ黒になります。日航機墜落事故では、墜落と同時に燃料による火災が発生し、ご遺体は離断した状態で炭化して

第4章

いるものも多くありました。

　航空機事故に限らず、炭化した真っ黒なご遺体から真っ黒に焼けた歯の所見を採るのは、専門家であっても難しいものです。本来あるべき場所に歯があったとしても、真っ黒に焼けていれば治療痕を見落とす可能性もあります。また、うっかり気軽に触ると炭化してもろくなった歯は、煤のように崩れ落ちてしまうこともあります。日航機墜落事故では離断遺体が多かったため、早い段階でレントゲン撮影が必要であることが分かりました。そのため、歯科用レントゲンだけでなく医科用レントゲンも活用し、身元確認に関する多くの情報を得ました。

　日航機墜落事故では、歯のあるご遺体は歯科用レントゲンで撮影し（283 体 662 枚）、歯が確認できず、体のどこの部位なのかも分からないほど炭化した離断遺体に対しては、医科用レントゲン写真で遺体全体を撮影（554 体 1,047 枚）しています。

　実際、医科用レントゲン写真をチェックしたところ、炭の塊の中から歯を含む上顎骨が発見され、身元確定に至ったという例が報告されています（45 ページの写真参照）。

■　1本の歯を見逃したために1年間待たされた家族

　東日本大震災では、焼死とされたご遺体は全体の1%でした。あるご遺体は真っ黒に焦げていて、警察官による検視および医師による検案後、小柄であったために子供と推定されました。公開された情報は0～20 歳でした。警察官および医師は、このご遺体には歯は全くないと思ったのか、歯科医師が同じ検案所で作業をしていたにもかかわらず、歯科所見の採取が行われませんでした。しかし、震災から約1年後、永久歯が1本だけ残っていたことが、警察官が現場で撮影していた写真から分かったため、急展開しました。永久歯が、それも小臼歯があるということは、少なくとも0～10 歳頃までの子供は対象から外れます。結局、子供ではなく大人ではないかという話になり、改めて対象者の年齢層を広げて DNA 型鑑定などを総合した結果、80 歳の高齢の女性であったことが分かりました。

検案所で歯科医師が必ずご遺体の歯の有無を確認する体制ができていれば、もしくは日航機墜落事故のように第一段階でレントゲン写真を活用していれば、このご遺体はもっと早くご遺族のもとに帰ることができたでしょう。焼死体の場合は、歯の脱落や崩壊による歯科情報の紛失を防ぎ、手がかりを最大限に得るためにも、レントゲン写真を事前に撮影しておくことは重要です。また、炭化した歯はもろく崩れてしまうので、医師よりも先に歯科医師の検死を行う柔軟性も必要とされます。

■ 大規模災害時のご遺体すべてにCT撮影および法医解剖を行った海外の事例：オーストラリア・ビクトリア州の森林火災

　2009(平成21)年2月7日にオーストラリア・ビクトリア州で発生した大規模な森林火災では、約200名の方が亡くなりましたが、ビクトリア法医学研究所(VIFM)*27 では、すべてのご遺体に対して解剖前にCTを撮影し、その後法医解剖を行いました。

「全ての遺体を解剖だなんて」と解剖嫌いの日本人にとっては信じられないかもしれませんが、先進国の中で、日本ほど解剖率の低い国は珍しいのです。

　森林火災による焼死体は、高度に炭化し、体のどこの部位なのか分からないものが沢山ありました。先ほども述べましたように、炭化した硬組織は非常にもろくなり、触るだけで簡単に崩れ落ちてしまうことがあります。そのため、火災現場からVIFMまで慎重に運び、解剖前に全てのご遺体に対してCTを撮影しました。CT画像からは、歯

---

*27　ビクトリア法医学研究所（VIFM）：VIFM はVictorian Institute of Forensic Medicine の略称で、オーストラリア・ビクトリア州のメルボルンに所在する法医学研究所である。ビクトリア州では、コロナー（検視官・法律家行政官）による死因究明制度があり、コロナーは死亡に関する調査を行って事実を認定し、同様の死を予防するために社会への提言を行っている。このコロナーと呼ばれる検視官は、日本の警察官の検視官とは異なる。VIFMでは、法医病理学者（日本では法医学者のこと）、解剖学者、歯科法医学者、法中毒学者、法遺伝子学者などの専門家によるチーム解剖が行われ、それらの鑑定結果が管理されたデータシステム上で共有される。また、その鑑定はコロナーにより審理され、社会へと還元されていく。もちろん、平時においても有事においても、歯牙鑑定はコロナーにより審理される。

や骨の特徴、手術などによる人工物（インプラント、人工大腿骨頭など）の有無やその特徴などが分かるからです。

　大規模災害時の身元確認のために、すべてのご遺体に対してレントゲン写真やCTを撮影することは、ご遺体を傷つけずにご遺体の状況を調べるためにも、身元確認の証拠保全のためにも、非常に有用な方法なのです。

■ 5名の司法解剖と、ほぼ全例のレントゲン撮影を行った

　日航機墜落事故のような人身事故の場合、容疑として業務上過失致死傷罪が問われるため、事故原因の追究や死因究明のために司法解剖が行われることになっています。日航機墜落事故では、機長を含む乗員乗客の計5名が司法解剖されています。

　また、先ほども述べましたように、ご遺体からひとつでも多くの情報を得るために、283体662枚の歯科用レントゲン写真、554体1,047枚の医科用レントゲン写真を撮影しています。

■ 医科用レントゲン撮影、CT撮影、法医解剖を実施しなかった

　東日本大震災では、ほとんどのご遺体で医科用レントゲン撮影も、CT撮影も、法医解剖も行われませんでした。

　身元確認をより正確に行うためには、特に焼死体のような身元につながる情報の少ないご遺体に関しては、少しでも多くの情報を集めなくてはなりません。そのためには、硬組織が紛失あるいは崩壊する前に、画像で記録を残すべきなのです。東日本大震災では、身元に関する情報をご遺体から十分に集める前に、顔の確認だけでご遺族（と思われる人）に返してしまい、後から間違いが発覚しご遺体を回収することになった例もありました。

　確実な身元確認のために得るべき情報は、災害の規模とは無関係です。「死者数が多すぎるから専門家による検査は省いて、ご遺族と思われる人に顔を確認してもらうのが一番手っ取り早い」なんてことは、

先進国には決してありえない話なのです。

　日本は死因究明および身元究明に関しては後進国といったほうがよいでしょう。

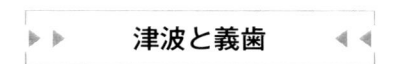

▶▶　津波と義歯　◀◀

　東日本大震災では、地震に伴って発生した大津波により、東北地方および関東地方の太平洋側沿岸部が壊滅的な被害を受けました。津波では、ご遺体が流されてしまうので発見場所は身元確認の手がかりになりませんでした。県境を越えて発見されたご遺体もありました。死因の 93% が津波に巻き込まれたことによる溺死でしたが、ご遺体の口腔内には砂や泥が含まれていました。

　口の中に水や砂が大量に流れ込んできたら、取り外しの義歯をしている場合、その義歯はどうなってしまうと思いますか？　また、津波で遠くから流されてきたご遺体の口の中に義歯がはまっていたとしたら、その義歯で身元の確認はできるのでしょうか？

■ ご遺体の義歯装着率（岩手県）

　岩手県で歯科所見を採取された、無歯顎（歯が全くなくなってしまった状態）のご遺体のうち、検死時に義歯をはめていた（装着）割合は、上顎無歯顎者のうち上顎義歯を装着していたご遺体が 60.8%、下顎無歯顎者のうち下顎義歯を装着していたご遺体が 42.2%、上下顎とも無歯顎で上下顎に義歯を装着していたご遺体が 46.3% でした。

ご遺体の義歯装着率（岩手県）

	上顎義歯装着	下顎義歯装着	上下顎義歯装着
男	61	32	31
女	153	86	86
不明	8	3	3
合計（体）	222	121	120
装着率（%）	60.8	42.2	46.3

東日本大震災は日中に発生したので、義歯を使っている多くの人は、食事のため、あるいは見た目のために口腔内に義歯を入れていたと考えられます。すなわち義歯を装着していなかったご遺体は、津波で義歯が流されてしまった可能性があります。また、上顎に比べ下顎の義歯の装着率が低かったのは、下顎の義歯は上顎に比べると外れやすいためだったのかもしれません。

　無歯顎の場合は、総入れ歯（総義歯）を入れることになるのですが、総義歯は部分入れ歯（部分床義歯）と違い、歯に引っかけておくバネが存在しません。総義歯は、口の中の粘膜と吸盤のようにくっついて（吸着）いることで機能しているのですが、下顎は舌があるため上顎に比べると安定した吸着を得られず、外れやすいのです。

保険適用の総義歯　　　　　　　　保険適用の部分床義歯

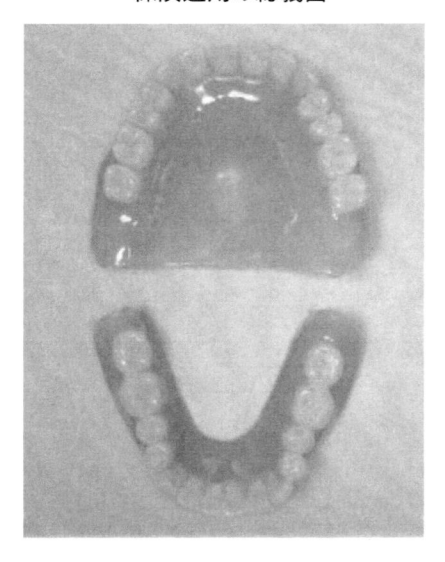 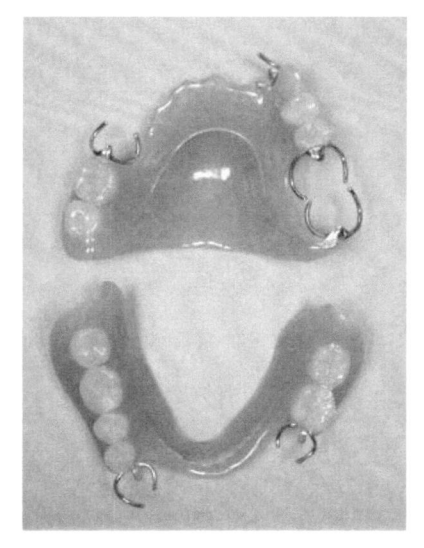

■ 総義歯による身元確認が困難な理由

　津波による影響で、もっと多くの義歯が流されてしまうと考えられましたが、意外にも口腔内にとどまっているものが多かったのです。しかし、義歯があるからといって、身元確認に役立つ情報が増えるわけではありません。歯がある場合と異なり、総義歯による身元確認はとても難しいのです。その理由は、保険診療で作製される総義歯は、材質がレジンでできたピンク色の歯ぐき（レジン床）に、レジン歯というものに限られているためです。歯を失ってしまうと、歯槽窩は吸収されながら骨で埋まっていき、顎全体が歯ぐき（歯肉）に覆われます。よほど特徴的な骨の形をしていない限り、無歯顎になるとほとんどの人が同じような口の中の状態になってしまいます。

　義歯についても同じで、歯科医師の行った処置内容がカルテに記載されますが、記載内容が「義歯の型取り」「義歯のセット」「義歯の調整」というように漠然としている場合がほとんどです。もちろん治療した歯科医師は治療部位を把握していますが、その表現が検死を行った歯科医師と必ずしも一致するわけではありません。これが死後に口腔粘膜や義歯の所見を採る難しさであり、義歯による身元確認の妨げとなっているのです。

■ 義歯刻印法の重要性

　何の特徴も得られない保険適用の総義歯を身元確認の手がかりとなるものに変える方法があります。それは「義歯刻印法」といわれる方法で、義歯を作る段階で義歯に ID [*28] を記入したプレートなどを埋め込むというものです。スウェーデンではこの方法が推奨されています。この ID には、義歯を作製した歯科医院番号、患者番号などが含まれるため、口腔内に装着されていれば身元確認に大いに役立ちます。「義歯刻印法」は、ご遺体の身元確認以外にも、老人ホームなどで義歯の取り違えを防止するためにも効果を発揮します。

---

*28　ID： identification の略語で、本来は身分証明や身分証明書のこと。

義歯刻印法が行われている
スウェーデンの上顎総義歯の事例

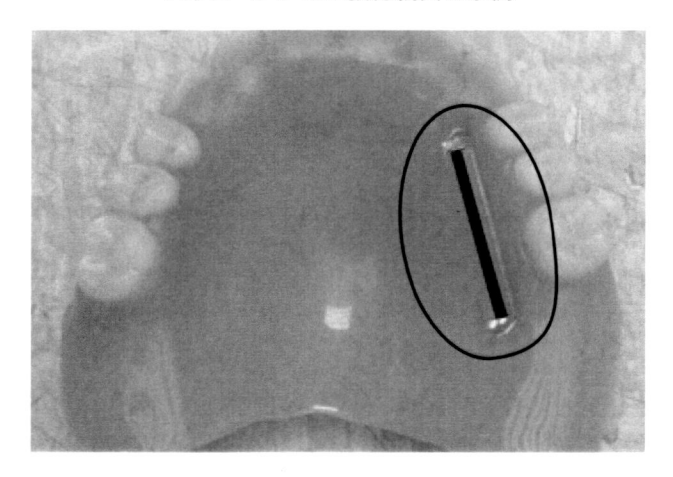

義歯刻印法が行われている下顎総義歯の見本
（千葉県歯科医師会）

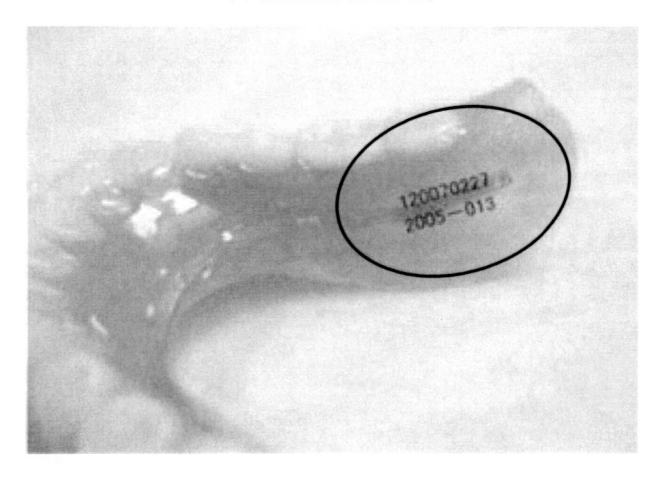

■ 義歯刻印法が普及しない原因

　義歯刻印法の有用性は何十年も前から呼びかけられているにもかかわらず、十分に普及しておらず、一部の歯科医院や技工所で細々とボランティアで進められているのが現状です。

　義歯刻印法が普及しない原因は何でしょうか。個人情報が漏れるのではないかという不安は常に付きまとう問題です。また、義歯を作る段階で「万が一身元不明遺体になった時に……」という話を歯科医院でするのが不謹慎だと思われがちです。これについてはボランティアで行っている歯科医師側も気持ちよく勧めようとは思っていないようです。

　埋入するプレートの材質についても広く研究されていないため、口の中で溶けず、義歯が壊れる原因にもならず、長期間使用できるようなプレートは定められていません。一部に、「義歯刻印を保険適用にしよう」という声がありますが、残念ながらそれも実現していません。

　誰も皆、生きているうちに自分が身元不明遺体になるなんて想像したくもないでしょうし、縁遠い話だと思っているのです。しかし、東日本大震災で被災した身元不明者の多くの人々も同じ気持ちだったのではないでしょうか。実際に東日本大震災では、無歯顎の方々の約半数が総義歯を装着していたのですから、もし義歯刻印法が普及していれば、より迅速な身元確認が行えていたはずです。

　総人口に占める高齢者の割合が世界で最も高い国として知られ、かつ歯科治療を受けている高齢者が多い日本、世界有数の自然災害大国と呼ばれている日本、「義歯刻印法」は真っ先に行うべき事業だと思いませんか。

4-3. 年代別死者数

年代別死者数のデータから、いくつか問題点の傾向が分かります。

日航機墜落事故

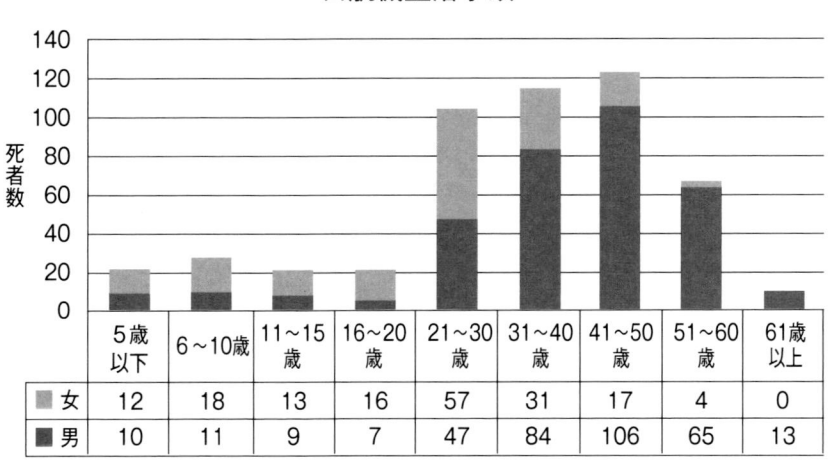

	5歳以下	6～10歳	11～15歳	16～20歳	21～30歳	31～40歳	41～50歳	51～60歳	61歳以上
■ 女	12	18	13	16	57	31	17	4	0
■ 男	10	11	9	7	47	84	106	65	13

阪神・淡路大震災

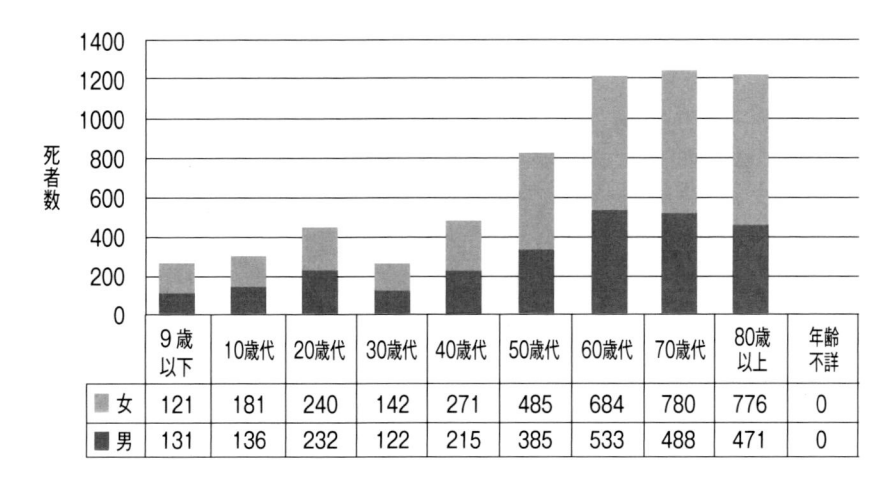

	9歳以下	10歳代	20歳代	30歳代	40歳代	50歳代	60歳代	70歳代	80歳以上	年齢不詳
■ 女	121	181	240	142	271	485	684	780	776	0
■ 男	131	136	232	122	215	385	533	488	471	0

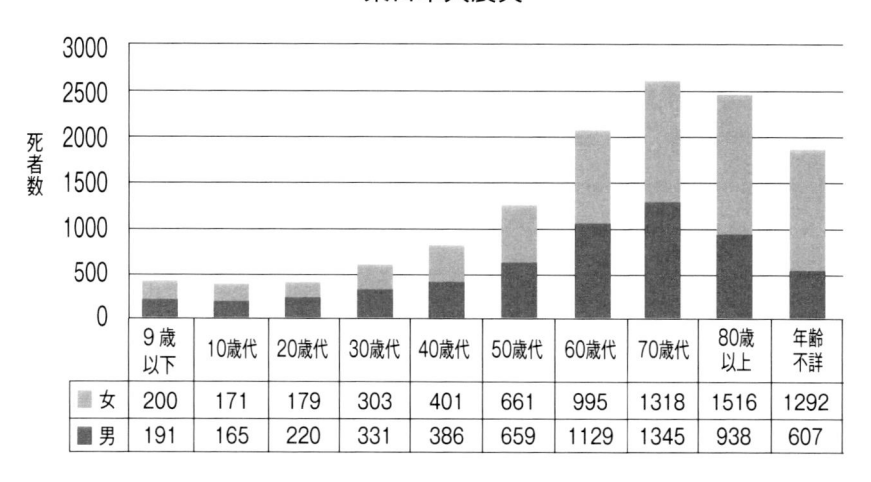

東日本大震災

	9歳以下	10歳代	20歳代	30歳代	40歳代	50歳代	60歳代	70歳代	80歳以上	年齢不詳
女	200	171	179	303	401	661	995	1318	1516	1292
男	191	165	220	331	386	659	1129	1345	938	607

■ 子供の身元確認の注意点

　日航機墜落事故は、お盆の時期でしたので、多くの家族連れが帰省や旅行のために搭乗していました。15歳以下の死者だけで73名にのぼります。日航機墜落事故では、5歳以下、6～10歳、11～15歳というように子供の年齢を細かく3段階に区切っています。「5歳以下」は乳歯列期、「6～10歳」は乳歯と永久歯との交換時期、「11～15歳」は第二大臼歯の萌出する時期になります。11歳頃から第二大臼歯が萌出し、これが生えそろうと、親知らず（第三大臼歯）を除く28本の永久歯が完成します。6歳から12歳くらいまでは、乳歯が抜けて、その代わりに永久歯が生えてくる時期なので、口腔内の萌出の程度やレントゲン写真での歯槽骨の中の永久歯の状態によりある程度の年齢を推定することができます。歯科所見の有用性が活かされるのです。

第4章

しかし、航空機事故のように体に加わる外力が大きいと、乳歯は永久歯よりも小さく、歯根が短いので簡単に口の中から脱落してしまいます。衝撃とともに落ちた小さな乳歯を、墜落現場で回収することはほぼ不可能と思われます。また、乳歯は永久歯に比べると歯の数も少なく、治療も限られています。

　同年代の多数の子供が同じ災害あるいは事故で死亡した場合の身元確認は、大人の身元確認よりも困難になることが予想されます。

■ 20歳代も多く死亡：阪神・淡路大震災

　また、阪神・淡路大震災では、20歳代の方も多く亡くなりました。阪神・淡路大震災での直下型地震では、木造建築の長屋や共同建築の低層住宅が全て倒壊するというケースが多かったという特徴があります。このような住宅には低所得者、高齢者、学生などが住んでいたため、建物の倒壊により高齢者と共に20歳代の死者数が多かったと考えられています。近年の予防歯科の普及に伴い、若年者の虫歯の数は格段に減少しています。虫歯が少ないということは治療痕も少ないということになり、治療痕を中心とした現在の照合方法では難しくなり、歯科所見だけではなくその他の指紋やDNA型といった方法も行う必要が出てきます。

■ 歯の治療痕がない場合でも、レントゲン写真が決め手となる

　歯の治療痕がない場合でも、レントゲン写真が身元確認にとって大変重要になります。歯からの身元確認は、治療痕の比較だけを行うわけではありません。人の歯にはいろいろな歯並びがありますが、それと同時に歯根の形態や歯の生え方が人によって異なるのです。そのような特徴は、生前のレントゲン写真と死後のレントゲン写真を比較する時に大変重要な照合点となります。

　現在の歯科治療は詰め物の材質が改良され、日々変化しています。近年では、治療痕がないように見える治療が求められており、歯の色

にそっくりな材質で作ってある場合は歯科医師でも見間違う可能性があります。このような場合でも、レントゲンを使えば治療した部位がはっきりと分かります。歯科所見を用いた身元確認の方法は、見た目の美しさ（審美性）を追求する現在の歯科治療の傾向に合わせて、対応していく必要があります。

■ 60歳以上の高齢者の死亡：阪神・淡路大震災、東日本大震災

　東日本大震災と阪神・淡路大震災では、60歳以上の高齢者が多く亡くなられています。厚労省の調査では、75歳以上の後期高齢者は平均で13本の歯が残っていて、3人に1人は総義歯を使用しているという報告があります。また、歯をなくすと、保険治療では、ブリッジ→部分床義歯→総義歯というように3段階の治療方法がありますが、これらのいずれかのかぶせもの（補綴物）を使っている人の割合は、55〜64歳で約65%、65〜74歳で約75%、75歳以上では89%となっています。震災では多くの高齢者が亡くなられており、さらに義歯使用者がそのうちの半数以上を占めたかもしれないということを考えると、「義歯刻印法」の必要性が強く感じられます。

4−4．　日航機墜落事故の外国人死者への対応

　外国人についての資料提供は、外務省、各国大使館、警察庁国際刑事課を通じて依頼されました。日航機墜落事故で亡くなった外国人のご遺族の方々の言葉を飯塚訓氏の『墜落遺体』から一部抜粋したものです。

＊オーストラリア

「なぜ手や足を識別しなければならないのか」
「死んでいるということは精神が宿っていないのだから物体と同じではないか。だからすべてをまとめて火葬すればいいだけである」

＊韓国（20代女性、両足と左手の離断遺体。指紋と身体特徴により確認）

「肉体は一緒に亡くなった人と共に埋葬してください」

＊アメリカ（男性、左腕の離断遺体。指輪で確認）

「遺体はそちらにお任せします」

「飛行機が落ちた場所に埋めていただいてもいいですし、荼毘<ruby>荼毘<rt>だび</rt></ruby>に付してもいいです」

＊イギリス（28歳男性、完全遺体。指紋、歯型、着衣で確認）

　父親がカルテと４枚のレントゲンを持って来て息子を確認。

「死んだことがわかったので、死体は持ち帰らなくてもいい」

■　なぜ日本人はご遺体の引き渡しを急ぐのか

　日航機墜落事故の犠牲となった外国人のご遺族の多くは「死は死である」「遺体をもらっても生き返ってくるわけではない。魂は神のもとに召された」という考え方で、日本人の遺体観とは大きく異なることが分かります。

　日本人は来世を信じ、「あの世に行くときに足がなければ三途の川が渡れない」「右手がなければあの世でご飯が食べられない」と考えます。この日本人特有の「死んだ後も完全な死体が必要」という遺体観が、今日の身元確認に大きく影響を与えているのかもしれません。

　日航機墜落事故の際、身元確認班は当初、離断や部分の確認遺体はすべての部分が回収され、確実に確認されるまではご遺族に引き渡ししないという姿勢で臨んでいました。しかし、この方法ではご遺族へのご遺体の引き渡しに時間がかかってしまうため、日本人のご遺族の反感を買いました。「こんな暑いところに１日でも置いておけない。確認されたのだから、早く家に連れて帰りたい」と強い要望があったのです。最初のうちは他の離断遺体の確認が困難になるという理由を説

明しましたが、それでもいいという多くのご遺族の意見により、ご遺体が完全に揃わなくても確実な識別手段で確認されていれば、指1本でも歯1本でも引き渡すということになりました。警察としては、ご遺族との間に摩擦を生むことにより身元確認作業に支障をきたすのを避けるためだったとしています。

　しかし、身元が判明したと思われる部分遺体を次々にご遺族に渡してしまう方法は、後から検死する部分遺体の身元確認を困難にするだけでなく、身元確認の根拠が弱い状態で引き渡すことになるため、取り違えの可能性を高くします。

　日本では、事故や災害に限らず、平時の身元確認においても「この身元不明者のご遺族（であると思われる人）が警察署で待っているから、早く歯で身元確認してください」といわれることがあります。なぜ身元を確定していないのにご遺族がすでにご遺体を引き取るために現れているのか、理解できません。

　なぜ日本人はここまでご遺体の引き渡しを急ぐのでしょうか。引き渡しを急ぐあまり、東日本大震災でも身元の取り違えが起き、別人のご遺体を引き渡す例が数十件ありました。本来、身元確認は急いで行うものではなく、時間をかけても間違いのないように確実に行われるべきなのです。

■ ニュージーランド・クライストチャーチ地震で行われた身元確認の方法

　2011（平成23）年2月22日に発生したニュージーランド・クライストチャーチ地震では、日本人28名を含む185名が亡くなりました。ニュージーランドでは、国際刑事警察機構（ICPO）[29]の推奨す

＊29　国際刑事警察機構（ICPO）：ICPO はInternational Criminal Police Organizationの略称で、Interpolとも言われる。本部はフランスのリヨンにあり、日本は1952年から加盟しており、現在約190カ国が加盟している。

る「大規模災害時の犠牲者の身元確認」(DVI) の方法[*30] を、VIFM と同じコロナー制度の下で身元確認を行いました。

日本では連日、「遺族への引渡しが遅い」「せっかく行ったのに会えないとはどういうことか」などと報道されましたが、ICPO の推奨する DVI の方法では、日本のように家族が顔で身元を特定するという方法は行われません。「指紋、歯科所見、DNA 型」という客観的な方法でのみ身元確認が行われます。また、コロナー制度では、ご遺体の身元確認が正しいかどうかをコロナーが判断します。専門家による身元判定後、最終的にコロナーに「身元が正しい」と判断されたご遺体だけがご遺族のもとへ帰されます。これらの方法は時間も費用もかかりますが、身元確認に間違いは許されないためにこのような方法が行われているのです。

日本の身元確認の方法は、いつになったら世界標準になるのでしょうか。

自分には関係ない、国のお金がないから……といって先延ばしにしている余裕はありません。南海トラフ大地震と首都直下型地震が起きるのは、明日かもしれません。

[*30] 「大規模災害時の犠牲者の身元確認」（DVI）の方法：諸外国において大規模な自然災害やテロ事件が発生した場合に行われる犠牲者の身元確認をDisaster Victim Identification （DVI）とよぶ。ICPO の推奨するDVIの身元確認作業は、法医学者、歯科法医学者、技官もしくは警察官、そしてカメラマンの４名によって構成される専門家チームで、身元確認につながる情報を全て、ひとつずつ詳細に記録していく方法である。

最後の最後まで

元群馬県警察官・作家　飯塚　訓

　乗員乗客520人が死亡した「日航機123便の墜落事故」から、30年が経った。

　群馬県南西部の山中から搬出した遺体は、まさに想像を絶した。五体満足の遺体はほとんどなく、ほとんどが、離断遺体、部分遺体であった。頭と胴体が離れたり、肉体の離れた皮の塊、炭化して分解した真っ黒い塊、内臓の塊、顔の皮質の一部、ちぎれた手、足、脱出した上下顎骨、歯牙一本、指一本等々であった。遺体の損傷状態等は搭乗位置と収容地点によって、皆異なった。脳髄が噴出し髪の毛と顔の皮膚だけのもの、他人の頭部や眼球、歯牙が腹部や大腿部にめり込んでいる遺体など凄惨を極めたのだった。

　飛行機墜落の事故捜査を経験している捜査員は一人もいない。

　私は身元確認班長として「ともかく、誤認の引き渡しだけは絶対にあってはならない」という警察庁の指示もあり、3点以上の身元確認項目の合致を各班員に徹底した。

　生前の資料は、遺族や関係者から、着衣、所持品、身体特徴等聞き取ったり、指紋、足紋、歯のカルテ、レントゲン写真、顔写真、毛髪、スーツの共切れなど、可能の限りのものを収集した。

　そして、死後の資料は墜落現場の遺体収容地点に番号を付して記録、搭乗位置との関連や損傷の状態の検証から始まった。搬出された遺体の検屍は、検視官以下警察官たち6名、医師2名、看護師2名、歯のある遺体は歯科医師2名が加わって行われた。また、身元確認班員を2名ずつ付けて、遺体からの資料を記録させる「担当遺体方式」をとった。班員は検視官の言う遺体の損傷部位や特徴等を人体図にぬりつぶしたり、書き込んだりして死後の資料の収集にあたったのである。

　だが、確認項目3点の合致による身元確認は日が経つにつれて

困難化していった。検屍３日目の16日には、一応完全遺体とされた34体のうち、面談により確認出来たのは、17体であった。メタンガスの発生により顔は膨らみ、顔は通常の２倍にもなり、腐食も進むので、肉親であっても確認はできないのだ。

　最終的に確認された遺体518体のうち面接を確認理由としたのはわずか60体にすぎなかった。そして事故後５日目となる17日からは３点の合致は不可能とまでになったのである。

　指紋、面接、着衣、所持品による確認が難しくなると、最後に頼りになるのは歯牙と骨による個人識別である。８月20日を過ぎると遺体はすべて離断・炭化遺体であり確認資料のほとんどないものばかりが残された。どんなに損傷状態がひどく、焼けて炭化し、どこの部分かもわからない遺体でも、歯が１本でもついた顎が回収されれば、生前記録のカルテなどと比較照合することが出来る。

　検屍の始まった８月14日、東京歯科大学法歯学教室の鈴木和男教授は、遺体の損傷状況を見て「最終的には歯と骨による身元確認が重要となる」と予測。群馬県警察医会の歯科医師である大國医師は墜落地点が群馬と確認される前からポータブルレトゲンを用意していた。

　歯と骨のＸ線写真等から確認困難な試料、炭化遺体等からの身元確認を中心となって行った法歯学教室の橋本、新谷、木村の３医師と大國らの貢献は多大であった。

　離断し挫滅した大腿部から、歯とくっついた顔の表皮が出てきた。他の座席の人の大腿部に顔がはまり込んでいたのだった。

　黒く焼けた脊髄とおぼしき紐状の中から子供の乳歯が……。

　咽頭部に落ちていた下顎骨をカルテと照合して確認。

　上下顎歯槽骨の一部に５〜６本の歯牙があった遺体等々……。

　私は、大國、橋本らの意見によって、骨格の残存する未確認遺体のすべてについてＸ線写真を撮ることを決めた。

市内の多野藤岡総合病院の24時間体制による協力によって、撮った遺体は500体を超え、撮影枚数は1,000枚を上回った。頭蓋から脳部、腰部、手、足、肩、肘部等多種多様であった。

　骨の権威として知られる橋本は、骨によって「性別」「年令」「身長」等を推測した。とくに15〜16歳位までの形は男女別に1年の差もなく確認することができたのである。

　最後の最後までと、県警身元確認班が誤認引き渡しの絶無を期すために記録した被害者個々の「確認月日」「確認理由」「確認遺体の状況」等は別表の通りである。

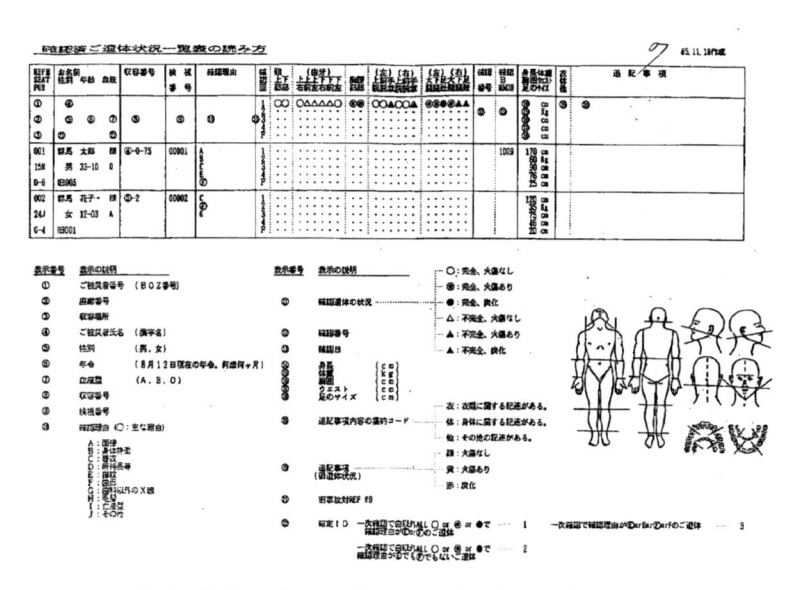

群馬県警身元確認班が、誤認引き渡しの絶無を
期すために記録した遺体状況の確認票

4−5. デンタルチャートの用語、書式および記載方法

■ 用語

　歯科の専門用語は、歯科医療の関係者でなければ分からないような難しい用語が多く存在します。しかし、身元確認作業に携わるのは歯科医師だけではありません。特に大規模災害や事故における身元確認では、警察官、医師、ご遺族などにも共通して理解の得られる言葉を使用する必要があります。

　日本では、社会保険制度が充実していますので、歯科の領域では、保険診療で使用されている歯科用語が最も一般的であるといえます。しかし、歯科医師により、あるいは出身大学や地域によっても、同じ治療内容でも一般的でない名称で呼ばれるものも存在します。

　例えば、「部分入れ歯」に対しては「部分床義歯」「局部義歯」「有床義歯」といった言い方があります。保険で行われる「白い詰め物」に対しては「コンポジットレジン」「レ充」「CR」といった具合です。歯学部の学生の頃に習ってきた用語、あるいは臨床で使い慣れている用語がそれぞれ異なるのです。どの用語を聞いても、歯科医師であれば見当はつきますが、身元確認作業の場では作業に携わる者が共通した用語を使用しないと、混乱や誤解を招きかねません。

　海外のDVI作業では、多数遺体の身元確認で使用する用語は略語も含めて統一されています。用語を統一することで、身元確認に関わる全ての職種で同じ認識を持つことができます。また、歯科所見採取の時間短縮や、コンピュータを用いた照合作業のスピードや向上も図ることができます。日航機墜落事故の際、警察歯科医である大國勉は用語が統一されていないことが現場の混乱を招くことに気付きました。そこで、検死作業が行われる前に使用する用語の選択を行い、この事故の身元確認作業では最後まで用語の統一を徹底するよう指示したのです。

■ デンタルチャートの書式と記載方法

　日航機墜落事故では、群馬県警察医会が中心となって作業を行ったため、この際使用したデンタルチャートは群馬県警が採用しているものでした。また、阪神・淡路大震災では、兵庫県歯科医師会警察歯科医会が中心となって作業を行ったので、兵庫県警が採用している書式を使用しました。

　日航機墜落事故と阪神・淡路大震災では、いずれも被災範囲が比較的限局されていたため、ひとつの県が主体となって身元確認作業を行いました。しかし、東日本大震災では被災範囲が広く、被害の甚大であった地域では書式や記載方法に関して、地元の警察歯科医と派遣された歯科法医学者との間で問題が生じてしまった県もありました。

　日本では、デンタルチャートの書式が東日本大震災時も現在も統一されていません。日本歯科医師会は、デンタルチャートの書式を提示し推奨していますが、強制力はありません。東日本大震災時、岩手県は日本歯科医師会の推奨するものを使用しており、宮城県と福島県は立体型のものを使用していました。全国から派遣された歯科医師たちは、自分の所属する歯科医師会と異なる書式や記載方法の県に派遣された場合、デンタルチャートの記載に多くの時間と労力を要することになりました。

　記載する歯科の用語の図示に関しては、日本法歯科医学会[26] では歯の色（歯冠色）であれば点々、金属であれば黒色など、決まった方法があります。しかし、東日本大震災後の 2013（平成 25）年に日本歯科医師会が推奨した方法は、大規模災害時の多数のデンタルチャートを記載することを想定して、歯冠色も金属も斜線で表示することとなっています。

第4章

---

[26]　日本法歯科医学会：2007（平成 19）年に「歯科医学を基礎とした法医学及び医事法学の研究と知識の向上をはかり、もって社会に寄与する」ことを目的として設立された学術団体。主に、大学に所属する歯科法医学者や警察歯科医が会員で、以下のサイトが学会の公式ＨＰ　http://www. jsfds. com/

災害は、いつ・どこで・どの程度の規模のものが発生するかなど正確に予測することはできません。人もまた、平時・有時に関わらず居住地で必ず死亡するとは限りません。このような不測の事態のためにも、歯科による身元確認の方法は早急に統一されるべきではないでしょうか。今から31年前の日航機墜落事故でも、21年前の阪神・淡路大震災でも、同じ問題提起がされてきました。東日本大震災からも5年が経ちましたが、デンタルチャートの書式も用語も記載方法も未だ全国統一されたことはなく現在に至っているとは情けない話です。

岩手県の遺体安置所で記載された死後デンタルチャート

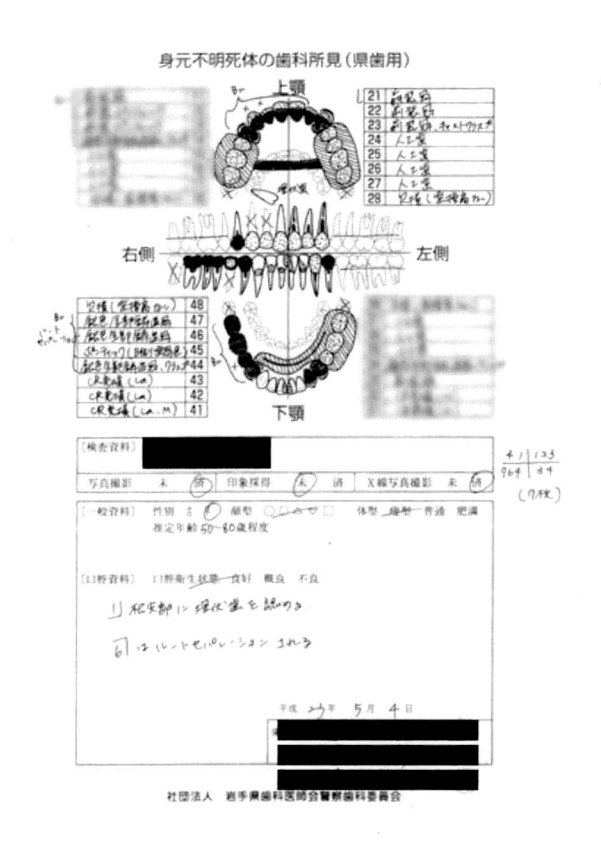

宮城県の遺体安置所で記載された死後デンタルチャート

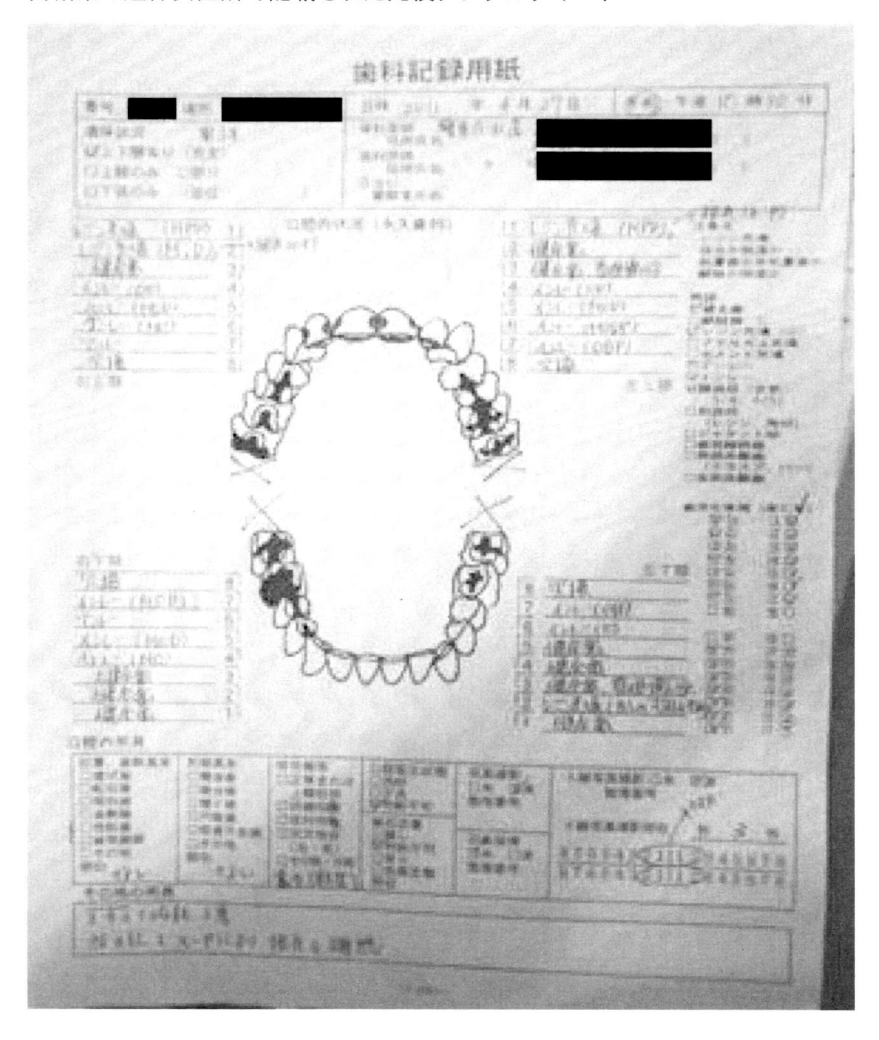

４－６.生前歯科資料の入手とデータベース化

　生前歯科資料の回収率は、開放型災害と閉鎖型災害で大きく異なります。

■　生前歯科資料の回収：容易　（日航機墜落事故）

　日航機墜落事故のような閉鎖型災害の場合、乗客名簿があるため該当者が把握されており、生前資料を回収しやすいという特徴があります。もちろん、あらゆる生前資料が集められるため、カルテ、口腔内写真、レントゲン写真、口腔内模型、検診票、母子手帳など全て様式が異なり、照合に時間がかかったという問題点はありました。

■　生前歯科資料の回収：困難　（阪神・淡路大震災および東日本大震災）

　開放型災害である阪神・淡路大震災や東日本大震災では、まず、誰が行方不明なのかを把握するまでに数カ月かかりました。歯科医院の歯科資料が家屋の倒壊により取り出せなかったり、火災により焼けてしまったり、津波で流されたりしました。死後のデンタルチャートを作成しても、生前の歯科資料が得られなければ照合ができません。平時の身元確認の場合は、該当者が1名もしくは数名であるため、その限られた範囲内で照合を行えばよいのですが、大規模災害の場合は、多数のご遺体の歯科情報が集められます。収集された膨大な量の生前歯科資料を整理し、生前記録を作成し、死後の歯科情報と生前の歯科情報のスクリーニングを行うのは、手作業で容易にできることではありません。

　阪神・淡路大震災の報告書で、すでに「カルテやレントゲンをどこかにまとめてコンピュータ化して保存するなど、情報がいつでも得られるシステムを作っていくことを考えていかねばならない」と記載されていますが、この大切な反省点は東日本大震災では活かされませんでした。

■　歯科情報のIT化

　照合に必要な生前の歯科資料が、阪神・淡路大震災では火災で焼失し、東日本大震災では津波で流失しました。今後の日本の身元確認に

おいては、歯科情報のIT化*27が重要だと考えられています。そこで、大規模災害が起きてから生前の歯科資料を集めるのではなく、事前にデータベース化をしておくことで、歯科所見による身元確認が迅速かつ正確に行えるのではないかという意見があります。

　2009（平成21）年の第8回警察歯科医会全国大会で、新潟県歯科医師会と、東北大学情報科学研究科の青木孝文教授により「将来の大規模災害に備え、情報技術を活用して身元確認の迅速化を図る」という提言が行われました。日本大学歯学部法医学教室の小室歳信教授は、2010（平成22）年1月から2011（平成23）年4月までに行われていた「犯罪死の見逃し防止に資する死因究明制度の在り方に関する研究会」で、生前歯科資料のデータベース化の有効性について発言されていましたが、議論されているだけで何も動いていないところに未曾有の大災害が起きてしまいました。

　現在、厚生労働省では2013（平成25）年から「歯科診療情報の標準化」の検討が進んでおり、新潟県歯科医師会で実証事業が行われています。厚労省では、生前歯科資料のデータベース化を視野に検討しているところであり、大きな期待が寄せられています。

4－7．心理的ケア
■ 身元確認作業を行った歯科医師にも心理的ケアを

　被災地に赴くには、心構えが必要です。歯科医師として「誰かの役に立ちたい」「自分にできることをしたい」という気持ちは大切ですが、感染防御、心と身体の健康管理などは、派遣された歯科医師の自己責任となります。

　被災地の遺体安置所では、地元の歯科医師の先生方が駆けつけ、自分の患者さんを必死に探す姿や、つい1週間前に治療していたかもしれない自分の患者さんを検死する場面もありました。また、派遣され

---

*27　IT：ITとはInformation Technologyの略語であり、インターネットなどの通信とコンピュータとを駆使する情報技術のこと。

た歯科医師からは「身元確認のための家族が多く、その目の前で検死しなければならなかった」「ご遺族が近くに来られ、つらかった」「子供の口の中を見ると、検死をしたときの子供の口の中をフラッシュバックのように思い出して診療ができない」「この世の地獄をみた感じがする」といった意見もありました。中には、派遣されたもののご遺体に恐怖感を覚え、近づくことが出来なかったが、チームで派遣されていたため自分だけ抜けることもできず、やむを得ず身元確認作業を続け、帰宅してから PTSD（心的外傷後ストレス障害 *28）を発症してしまった歯科医師もいました。

　日本では、このような支援者の心理的負担を軽くするための措置がとられていません。しかし、身元確認作業を行う歯科医師が多くのご遺体を見慣れているわけではありません。たくさんのご遺体を前にして、ひたすら口の中だけを見て、何の感情も抱かずに淡々と作業していられる歯科医師ばかりではありません。今後は、作業にあたった歯科医師の心理的な面でのケアも課題となるでしょう。

■ ご遺族や災害支援者に対する心理的ケアの取り組みについて

　ICPO の DVI では、ご遺族や支援者に心理的負担を少なくするために心理的ケアが行われます。また、アメリカ合衆国における DVI の方法である DMORT *29 でも、ご遺族の心理的ケアをも念頭に入れてご遺体を管理します。現在、日本では 2006（平成 18）年に発足した「日本 DMORT 研究会」が「災害死亡者家族支援チーム」として、犠牲者

---

*28　PTSD（Post Traumatic Stress Disorder）　心的外傷後ストレス障害は、強烈なショック体験や強い精神的ストレスがこころのダメージとなって、時間が経ってからもその経験に対して強い恐怖を感じるもの。突然怖い体験を思い出す、不安や緊張が続く、めまいや頭痛がある、眠れないといった症状が出る。ストレスとなる出来事を経験してから数週間、ときには何年も経ってから症状が出ることもある。

*29　米国DMORT：Disaster Mortuary Operational Response Teamの略称で、2010年3月、国土交通省のホームページでは「災害時遺体管理対応チーム」と訳している。大規模災害時における遺体の検視・検索、身元確認などを行って、死因の特定と早期の遺体引渡しなどを目的とする。遺体管理ケアの一環として、遺族及び災害支援者へのメンタルヘルスケアも行われている。

の家族、ご遺族及び災害支援者へのメンタルヘルスケアに取り組んでいます＊30。

４−８．　災害コーディネーター

■ コーディネーターの不在：東日本大震災

　岩手県では、随時派遣されてくる歯科医師に対して、遺体安置所などに作業を熟知したコーディネーターを配備し、指揮系統を充実させ、混乱を避けるべきだとする意見がありました。また、宮城県では、該当者の検索や最終照合を専門とするオペレーターとなる歯科医師の配置を望む声がありました。この場合、保険診療に関わる知識など診療録上の情報を併せた総合的な判断力が求められています。福島県からも学識者や専門的教育を受けた歯科医師によるコンサルティングを可能とする体制が必要だとの要望がありました。

　これらの反省点を踏まえて、現在、日本歯科医師会では「災害歯科コーディネーター研修会」が開催され、将来予測される大規模災害に備えて、コーディネーターを養成しています。歯科医師の派遣体制のあり方をふくめ、多岐に亘る意見が示されており、今後はこれらに関する実践的な取組みが必要だと思われます。

４−９．　日本の現状

　日本では、デンタルチャートの書式も用語も記載方法も統一されていないのが現状です。被災地が複数県にまたがる東日本大震災では歯科所見による身元確認作業に混乱を招きました。

　しかし、2008（平成20）年には、東京医科歯科大学の中久木康一氏と日本歯科大学の岩原香織氏による、厚労省の科学研究費の報告書では、「本研究により、出務要請や身元確認（歯科的個人識別）業務の

＊30　日本DMORT研究会：現在の日本の大規模災害時の検視システムは警察主導であり、遺体の検視・検案、身元確認等において米国DMORTのように活動することは難しい。日本DMORT研究会の活動は、アメリカのDMORTの活動とは異なっており、ご遺族及び災害支援者へのメンタルヘルスケアに特化した取り組みを行っている。

方法などは、ほぼ統一されていることが明らかとなったが、デンタルチャートの書式、記載要領に関しては統一されているとは言えなかった。各歯科医師会が策定した各種マニュアルの内容は、日本国内の歯科医師であれば、共通の認識が持てると考えられるが、災害時の混乱、人員不足、多県にわたる大規模災害の発生などに対応するためには、身元確認（歯科的個人識別）の教科書であり、災害時の行動規範であるマニュアルの、さらなる検討、改善の余地があると考えられた。」*31 と記載されています。東日本大震災より３年前に警鐘を鳴らされていたことを考えると、後悔先に立たずではありますが、悔やんでも悔やみきれません。

*31　平成 20 年度 厚生労働科学研究費補助金（健康安全・危機管理対策総合研究事業）　分担研究報告書　「身元確認（歯科的個人識別）への協力体制」　研究代表者 中久木康一 （東京医科歯科大学 顎顔面外科　助教）研究協力者 岩原香織（日本歯科大学生命歯学部 歯科法医学センター　当時助教　2016年現在講師）。研究報告書は以下のHPサイトにて閲覧可能。http://www. tmd. ac. jp/dent/os 1 /research_nkkk/nakapdf/06-1107.pdf

女性歯科医師とグリーフケア

防衛医科大学法医学講座　助教　染田英利

　この度、女性歯科医師が中心となって歯科身元確認を推進するための会を立ち上げたと聞き、最初に頭に浮かんだのは遺族対応、グリーフケアについての期待です。

　私は、東日本大震災において、自衛隊歯科医官として２週間、福島県での身元確認活動に参加しました。福島での身元確認の特徴としては、原発事故の影響からか、ほとんど男性歯科医師のみでの作業となったことが挙げられます。

　そこで印象的だったのは遺体安置所での女性の果たす役割です。津波発生後、行方不明となった肉親を探しに遺体安置所に来られている遺族への対応として福島県警は女性警官を当てていました。それを見て強く感じたのは、女性のもつ母性的な優しさが遺族に寄り添い支えるという効果を果たすということです。

　歯科医師に対しても、遺族に身元確認の根拠を説明することが求められます。今回の福島では先に述べた通り、男性歯科医師による対応のみになってしまいました。もし女性歯科医師の参加があれば遺族のグリーフケアの助けとなった事例も沢山あったのではないかと考えています。お子さんを亡くしたお母さんに歯科照合の結果を説明した後に「有難うございました」とお礼の言葉を頂いたことがありました。何と返答するか言葉が浮かばず事務的な対応に終始したことが心残りとなっています。

　当時、作業をご一緒した杏林大学医学部法医学講座の佐藤喜宣教授の『身元確認し遺族にお返しし、遺族が安心することも医療のひとつ』という言葉が印象に残っています。

　今後、法医学分野において、本会が女性ならではの視点から遺族対応そしてグリーフケアを取り入れた身元確認の体制づくりを推進して下さることを期待したいと思います。

Identityの復活

5－1．過去の経験から何を学ぶか

　今年（2016年）日本は、東日本大震災から5年目を迎えます。日航機墜落事故からは31年、阪神・淡路大震災からは21年という歳月が流れました。この間、「歯科所見が身元確認に役立つ」ということは国民にも広く認識され、私たち歯科医師も、社会と歯科医師とを結ぶ社会貢献活動のひとつとして身元確認作業に尽力してきました。

　しかしその一方で、歯科所見による身元確認法としては、大規模災害が起きる度に数々の問題が指摘されてきました。日航機墜落事故当時、身元確認班統括責任者を務めた大國勉は、デンタルチャートの用語や書式の統一は徹底して行わなければならないと呼びかけました。阪神・淡路大震災では、生前資料が火災により焼失したため、必要な時に取り出せるように歯科情報を保存しておくべきだと、兵庫県警察歯科医会はデータベース化の必要性を訴えました。

　そして東日本大震災では複数県にわたる被害を受け、デンタルチャートの不統一による様々な問題が生じ、津波により生前資料を失い、身元確認作業に支障をきたしました。

　第4章では、身元確認について3つの事故および災害を検証しましたが、日航機墜落事故、阪神・淡路大震災を経験したにもかかわらず、東日本大震災における歯科身元確認では、この30年間で進歩が見られなかった多くの課題が露呈したのです。

　自然災害などの不測の事態から国民を守ることや、事故の再発を防止することは、国の最重要課題です。国民ひとりひとりの命は、何よ

りも優先されるべきものです。しかし、どんなに徹底した防災教育を受けていても、高度な訓練を繰り返し行っていたとしても、予期せぬ事態で死亡する可能性は、誰にでもあるのです。特に日本は災害大国であり、災害の発生は免れないともいわれています。自分も、自分の身内や友人も、何らかの災害の犠牲者になるかもしれないということは、実はとても身近な問題なのです。

　大規模災害や事故により多くの国民が身元不明遺体になった場合、確実な方法で身元確認を行い、全てのご遺体をご家族のもとへお返しすることは、国の義務です。国は、率先して過去の災害や事故からの教訓を学び、複数県にまたがる大規模災害や、都市部における航空機墜落事故など、多数の身元不明遺体の身元確認作業をあらかじめ想定し、事前準備をしておくべきではなかったでしょうか。

　私たち歯科医師は、歯科所見を用いた身元確認がその一助になればという想いで、遺体安置所で活動しました。しかし、過去の災害や事故と同じ問題点を解決していかなければ、真の意味の社会貢献を行っているとはいえません。身元確認作業に従事した歯科医師たちの声の中には、自分自身の考えや行動への反省、身元確認システムへの嘆きなどさまざまですが、日航機墜落事故、阪神・淡路大震災、東日本大震災の身元確認作業について改善すべきと思う点に関しては30年を通して共通しています。

　3つの大きな災害や事故を経験し、身元確認作業における課題はもはや明らかです。国政、地方行政、歯科医師、そして国民が本気で取り組めば、すべて克服できるものではないでしょうか。予期せぬ事態で亡くなられた方々の死を無駄にしないためにも、身元確認現場で様々な想いを抱きながら身元確認を行った歯科医師たちの声を基に、今後日本はよりよい身元確認システムを構築しなければなりません。

5-2．JUMPの今後の展望

　JUMP は、東日本大震災の遺体安置所で身元確認作業に従事した女性歯科医師9名で結成しました。私たちは東日本大震災から5年目という節目を迎えるにあたって、あれほど凄惨な大災害を受け、身元確認に関して多くの課題が残されている現実を目の当たりにしたにもかかわらず、5年間の間に少しずつ、恐怖も、記憶も、焦燥感も薄れてきていることに危機感を覚え、同じ意識を持ったメンバーでチームとして行動を起こすことを決意しました。

　JUMP が最初に成し遂げたかった目標のひとつは、東日本大震災から5年目となる 2016 年3月 11 日に本を出版することでした。日本で身元不明者がいかに多いか、災害時の身元確認がどのように行われてきているのか、また、新聞などでは語られることのない身元確認作業の現場の歯科医師がどんな思いでいるのかを、国民の皆様に知っていただきたかったのです。
　「平時及び有事において一人でも多くの身元不明者の身元を特定し、行方不明者を減らす」という、JUMP の最大の目的に向けて踏み出した、手探りの第1歩となりました。

　そして JUMP が次の目標としているのは、メンバーの増員です。JUMP を立ち上げた当初から、「なぜ女性だけなのか」「歯科医師限定の団体なのか」という疑問が投げかけられてきました。確かに現在 JUMP は女性歯科医師9名しかおりません。東日本大震災で身元確認作業に従事した歯科医師は多くいましたが、実際に遺体安置所で活動を行った女性歯科医師は全国でも十数名と限られていました。JUMPにとって、日本の身元確認の未来を考える上で必要なのは人数ではありませんでした。人間として一生を終えるために重要な「Identity：身元」を明らかにするために、JUMP の理念に賛同するメンバーで活動を始めたいという思いで、この小人数で結成しました。

身元不明者の Identity を復活させるということは、「この人は○○さんという人生を送った」という、言わば「最後の人権」を守ることにつながります。私たちは、ひとりでも多くの身元不明者の人権を取り戻すための一助となる団体を目指しています。

　しかし、確実な身元確認を行うためには、歯科医師という職種に限らず、様々な分野の専門的知識が必要です。今後は、多職種の参画によりそれぞれの分野の専門性を活かした多様な視点や発想を取り入れ、身元確認の精度と身元判明率の向上のために、「身元確認の専門家集団」として JUMP を活性化していきたいと考えています。将来的には、その活動は国内にとどまらず、グローバルな視野を持ち、海外での大規模災害においても支援できる団体となることを最終目標としています。また、実際に現場で身元確認作業に携わらなくても、JUMP の活動にご賛同いただき、活動を応援していただけるサポーターも募集していく予定です。

　本ブックレットを手に取ってくださった皆様に、JUMP 一同心より感謝申し上げます。
　この本の収益は JUMP の運営や活動に活用させていただきますことをお伝えします。

第5章

最悪を想定するものだけが
最悪な状況を回避できる

岩手医科大学法医学講座　教授　出羽厚二

　過去数々の大災害に見舞われた日本にはいろいろな記録が残っています。関東大震災の記録を見ると東日本大震災の被害状況と驚くほど似ています。当時の人々は「二度と同じ事を繰り返さないで欲しい」と思って記録を残したのでしょう。その思いは伝わっているでしょうか。明治三陸津波の体験者が3.11に遭遇したのならば、あれほどの犠牲者は出なかったでしょう。災害医療の世界には「防ぎえた災害死」という言葉があります。それはDMAT等の努力により災害を経験する度に少なくなっている様です。法医学の世界でも「防ぎえた身元不明死体」というものがあるように思われます。岩手県では59体もの遺体が未だに身元不明のままです（2015.12.31現在）。震災直後に「時間がかかっても正確に身元確認資料を採取すること」を徹底していたならば、身元不明死体はもっと少なくなっていたはずです。

　もしも東日本大震災の1年前に戻れるのなら何をしたでしょうか。その答えはこの本の中に書いてあります。

　歯科領域に限れば

1. 歯科医師会における災害時の行動指針・行政との協定の具体化
2. カルテ等の歯科情報のIT化
3. 実践的な（広域にわたる）身元確認訓練の実施
4. ポータブルレントゲン等装備の充実
5. デンタルチャートの統一、用語の統一
6. データベースソフトの統一
7. 義歯刻印法の普及

ということが挙げられます。「もう一度震災の1年前に戻してもらえば必死になってやります」と誰もが誓うことでしょう。

　東日本大震災から5年が経ちます。でも「あれから5年経った」のではなく「次の大災害まであと〇年に迫った」だけなのかもしれません。歴史家磯田道史氏は静岡県に移住し古文書を調べ過去の災害に学ぼうとしています。頭が下がる活動です。その磯田氏は最近「災間」という言葉を使っておられます。それに倣えば今は次の大災害への備えの時期ということになります。この本を読めばお気づきの通り法歯科医学の世界では日航機事故、阪神大震災、東日本大震災の反省点は殆ど変わりません。つまり準備の時間である「災間」に「1年前に戻って必死になって」やった人はいなかったのです。

　さて女性歯科医師ばかりが集まってJUMPという会を立ち上げました。彼女達はこの国の身元確認が低水準のまま変わらないことに焦燥感を持っているように思われます。「このままでは次も同じ」と考えているのです。最悪を想定するものだけが最悪な状況を回避出来ます。JUMPのメンバーにはこの焦燥感を強力なエネルギーに変えて大ジャンプをして欲しいと思っています。初老の男性医師である私にはお呼びがかからないかもしれませんが、JUMPメンバーの背中に続きたいと願っているところです。

おわりに

　ずいぶん昔、アメリカ人に「あなたの仕事はThankless job(サンクレスジョブ)だね」と言われ、私が「えっ」という顔をしていたら「もちろん、私は感謝しているけどね」と笑顔で返されました。「Thankless」の意味を検索すると、「縁の下の力持ち、割の悪い仕事、報われない仕事」とあります。誰かに感謝されるために仕事をしているわけではないですが、「歯科法医学者はやっぱりThankless job なのか」と妙に納得しました。

　スウェーデンやフィンランドは高福祉国家として有名ですが、死因究明先進国でもあり、視察の対象となることが多い国の一つです。

　スマトラ沖大地震でも活躍したスウェーデンの女性歯科法医学者が、視察に来ていた日本人のグループに「私はこの仕事に誇りを持っているの！」と自信に満ちあふれた顔で言っていましたが、彼女の横で、私は"me too"と言えずに、ただうなずくだけでした。

　フィンランドは、日本の約4％の人口しかいない小さな国ですが、自国のDVIチームを結成し、日頃から訓練を行い、他国の大規模災害時にはチームを派遣しています。フィンランドの女性歯科法医学者に、その理由を聞くと、「他国の災害時にDVIチームを派遣することで、小国であるフィンランドをアピールするのよ！」と威厳に満ちた態度で答えました。

　なぜ、私は自分の仕事に自信が持てないのだろう。その答えが出せないまま、未曾有の大規模災害を経験することになりました。

　東日本大震災を経験し、現実に起こったことを風化させたくないという一心で、遺体安置所で活動した女性歯科医師たちが中心となり、周りの方々のご協力を得ながら私たちの想いを何とか書籍の形にすることができました。

過去の事故や災害の反省点は、東日本大震災で挙げられたものとほとんど同じで、過去の報告書を読んでいても、東日本大震災の報告書を読んでいるのかと錯覚するほどでした。このブックレットにその全てを記載しましたが、次の大規模災害や事故が起きたとき、このブックレットに記載したことと全く同じことをしていたら、それを「想定外」というのは恥ずべきことだと思います。

「身元不明死体数が多すぎる」という日本の負の遺産を、次の世代に背負わせてはいけません。予想できない災害により、いつでもどこでも死亡する可能性があるこの日本で、今の時代に生を受けているのであれば、自分のために、身内のために、友達のために、日本国民のために、世界の人々のために、目の前にある小さなことから一緒に始めていきませんか？

　いつか、というよりもなるべく早く、JUMPの活動が日本国内で役立てるように、また、海外の大規模災害でも活躍できるように発展する日を信じて終わりにしたいと思います。

2016年3月11日　　斉藤久子

　最後になりましたが、東日本大震災の身元確認の作業は、現在も継続されていることを申し添え、東日本大震災で亡くなられた方々に黙祷を捧げるとともに、被災された皆様に心からお見舞い申し上げます。

3.11　歯科医師たちの想いを未来へつなぐ

2011年6月8日　岩手県検案所へ向かう車の中で撮影。
暈（太陽の周囲を覆う円形の虹）と環水平アーク（水平の虹）。

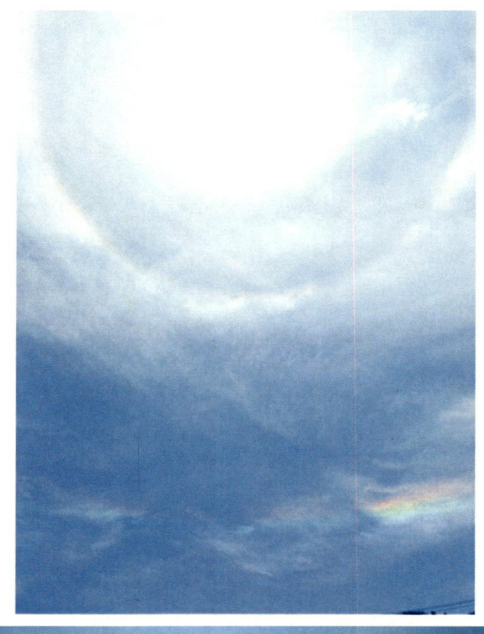

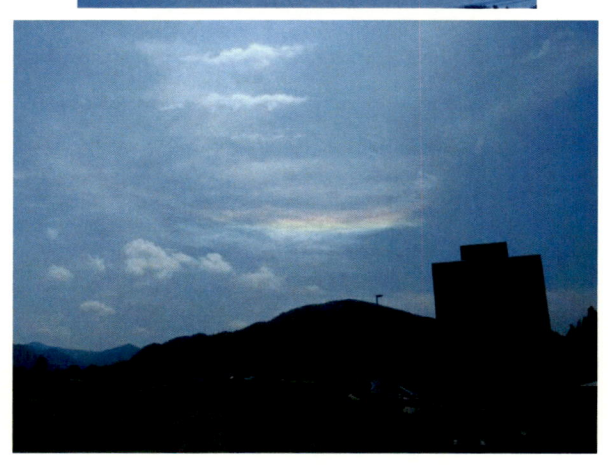

謝辞

　JUMP の目的を理解し、第 1 回目の訓練である机上シミュレーションをいろいろとご指導してくださり、本ブックレットの出版に関するアドバイスもしてくださった岩手医科大学法医学講座の出羽厚二先生にこの場を借りて厚く御礼申し上げます。また、過去の事故や災害を振り返るために、20 年、30 年以上も前の報告書や資料などを快く提供していただき、ご助言をくださった大國勉先生、河原忍先生には深謝申し上げます。

　寄稿してくださった岩瀬博太郎先生、石原憲治先生、染田英利先生および飯塚訓先生に深謝いたします。また、本ブックレットの出版に関してのアドバイスをくださった、株式会社ブエノの野津山美久さん、ジャーナリストでノンフィクション作家の柳原三佳さん、そして千葉大学および東京大学法医学教室の教室員の方々に心から感謝申し上げます。

寄稿者プロフィール

岩瀬博太郎

1967 年生まれ。東京大学医学部卒業。現在、千葉大学医学部法医学教室教授と東京大学医学部法医学教室教授を兼任。両大学で多数の若手法医・歯科法医・法中毒学者を指導する。著書に「焼かれる前に語れ」「法医学者、死者と語る」（WAVE 出版）「死体は今日も泣いている」（光文社新書）がある。

石原憲治

1950 年生まれ。慶應義塾大学経済学部卒業。1996 年より衆議院議員公設秘書、2010 年より厚生労働大臣秘書官。死因究明、身元不明の問題に政治的に取り組み、死因究明関連 2 法案の成立に関与した。2013 年より千葉大学医学部法医学教室に入室。同年より京都府立医科大学法医学教室客員教授、翌年より特任教授を兼任。

飯塚　訓

1937 年生まれ。日本大学法学部卒業。1960 年群馬県警察官として採用され、警察本部課長、警察署長、警察学校長などを歴任。日航機墜落事故では身元確認班長を務めた。1996 年に退官。著書に「墜落遺体」（講談社）、「墜落現場　遺された人たち」（講談社）などがある。

大國　勉

1933 年生まれ。東京歯科大学卒業。1968 年に同大学法歯学教室に入局し、「大久保清事件」（1971 年）、「連合赤軍リンチ殺人事件」（1972 年）の身元確認を担当。1984 年、警察・医師・歯科医師による「群馬県警察医会」の結成に尽力し、翌年の日航機墜落事故

では検視・身元確認本部の歯科医師団総括責任者を務めた。著書に
「歯や骨からの個人識別」「身元確認　歯や骨からのアプローチ」（フ
リープレス社）がある。現在、中央医療歯科専門学校の学校長を務
める。

河原　忍

1949 年生まれ。大阪歯科大学卒業。河原歯科医院院長。兵庫県警
察歯科医。日航機墜落事故では同じ歯科医師である父を亡くしなが
らも身元確認作業に従事したという経験を持つ。阪神・淡路大震災、
JR 福知山線脱線事故などでは多くのご遺体の身元確認を行ってお
り、兵庫県の平時および有事における警察歯科活動に貢献している。

染田英利

1967 年生まれ。鹿児島大学歯学部卒業。航空自衛隊歯科医官を経
て、2011 年より防衛医科大学校防衛医学講座助教。2002 年のス
マトラ大地震の身元確認作業で ICPO の DVI 作業を行った。また、
東日本大震災では福島県の遺体安置所での身元確認作業を行った。

出羽厚二

1959 年生まれ。新潟大学医学部卒業。同大学准教授を経て 2009
年より岩手医科大学法医学講座教授。2004 年の新潟中越地震では
土砂崩れの現場で車内に取り残された女児の死亡確認作業を行っ
た。2007 年の時津風部屋の力士暴行事件では遺族の要請で遺体の
解剖を行った。東日本大震災では、岩手県の検案・身元確認作業で
指揮を執った。

参考文献

○「墜落の夏　日航 123 便事故全記録」　吉岡忍／著　新潮文庫　1986 年

○「日航 123 便事故と医師会の活動」　群馬県医師会　朝日印刷工業株式会社　1986 年

○「墜落遺体　御巣鷹山の日航機 123 便」　飯塚訓／著　講談社＋α文庫　1998 年

○「身元確認　歯や骨からのアプローチ」　大國勉／著　フリープレス社　2001 年

○「人口動態統計からみた阪神・淡路大震災による死亡の状況」厚生省大臣官房統計情報部　1995 年

○「大震災と歯科医療　阪神・淡路大震災からの報告と提言」兵庫県歯科医師会：警察歯科医会　1996 年

○「平成 23 年版　防災白書」内閣府

○「大規模災害時における歯科保健医療の健康危機管理体制の構築に関する研究」平成 20 年度 厚生労働科学研究費補助金（健康安全・危機管理対策総合研究事業）分担研究報告書　研究代表者／中久木康一

○「激甚災害時における死体検案体制の整備および運用に関する研究」平成 23 年度 厚生労働科学特別研究事業　総括・分担研究報告書　I　研究代表者／青木康博　2012 年 5 月

○「大規模災害時の身元確認に資する歯科診療情報の標準化に関する研究」平成 24 年度 厚生労働科学特別研究事業　総括・分担研究報告書　研究代表者／小室歳信　2013 年 3 月

○「検証　東日本大震災　－歯科所見による身元確認作業－」社団法人岩手県歯科医師会　平成 25 年 3 月 11 日

参考文献

JUMP 公式Facebook
https://www.facebook.com/identity.jump

3.11　Identity　身元確認作業に従事した歯科医師の声を未来へ

2016年3月11日　初版第1刷発行
2020年4月7日　初版第3刷発行

著　者　JUMP
　　　　　(Japanese Unidentified and
　　　　　　Missing Persons Response Team)

発行所　ブックウェイ
　　　　〒670-0933　姫路市平野町62
　　　　TEL.079 (222) 5372　FAX.079 (244) 1482
　　　　https://bookway.jp

印刷所　小野高速印刷株式会社

©JUMP 2016, Printed in Japan
ISBN978-4-86584-008-7